·中华养生大智慧·

图解足疗养生智慧

雷子 林敬◎编著

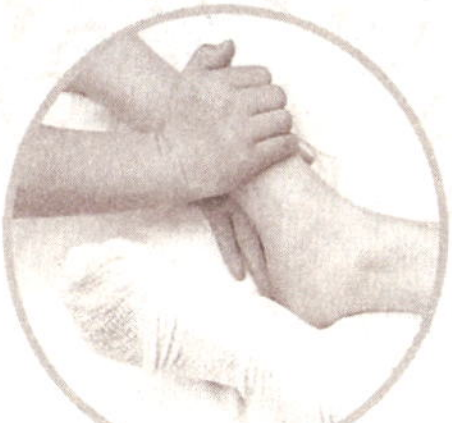
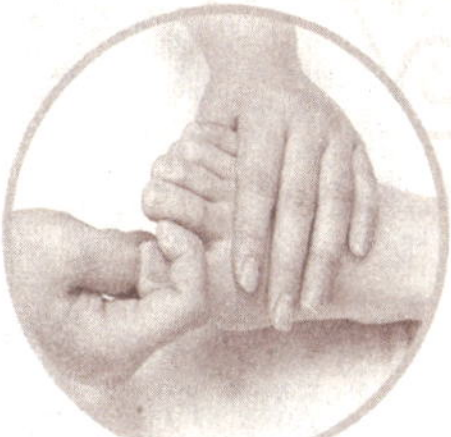
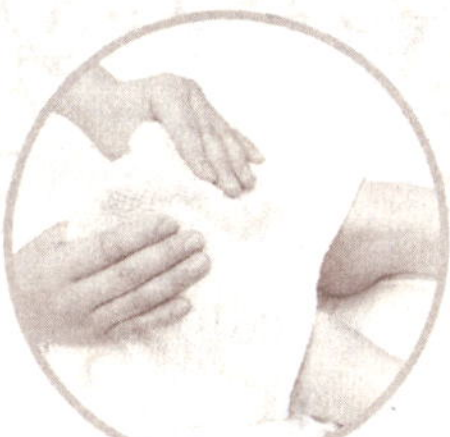

中医古籍出版社

图书在版编目（CIP）数据

中华养生大智慧/雷子，林敬编著．—北京：中医古籍出版社，2009.9

ISBN 978－7－80174－712－9

Ⅰ．中…　Ⅱ．①雷…②林…　Ⅲ．养生（中医）—基本知识　Ⅳ．R212

中国版本图书馆CIP数据核字（2009）第038654号

中华养生大智慧

图解足疗养生智慧

编　　著：雷子　林敬

责任编辑：黄鑫
出版发行：中医古籍出版社
社　　址：北京东直门内南小街16号（100700）
印　　刷：北京兆成印刷有限责任公司
开　　本：710mm×1000mm　1/16
印　　张：17
字　　数：200千字
版　　次：2010年4月第2版　2010年4月第1次印刷
印　　数：0001～3000册
书　　号：ISBN 978－7－80174－712－9
定　　价：26.00元（全套104.00元）

前言

为什么外国人喜欢洗澡，中国人喜欢泡脚？

我们都知道，洗澡是全身的，泡脚是局部的，难道惠及全身的洗澡还不如泡脚更养生吗？这里，且不做高低的评价，大体来讲各有其道。为什么这么说呢？西方人喜欢洗澡，是因为西方人整天把鱼、肉等高脂肪的东西当饭吃，经常洗澡有助于消化这些热量，所以洗澡成为一种必需。相反，中国人则没有这个必要，因为大多数时候我们的膳食是以纤维类食物为主的，清淡的食物让身体往往变得清纯、淡雅，所以，更适宜于多洗脚。俗话说“夜夜把脚洗，免遭寒气袭”，说的就是这个道理。

回到足疗养生的层面来看，中医认为“足乃六经之根”，这里的意思是说连接人体脏腑的十二条经脉中，其中就有六条起于足部，脚是足三阴之始，足三阳之终。人的五脏六腑在脚上都能找到相应的穴位，仅仅在脚踝以下就有51个穴位之多，其中脚掌就有15个。所以，一向将五脏六腑看成是身体“核心要件”的人们，也将脚看成了人体的“第二心脏”。其实，我国民间素来就有“春天洗脚，升阳固脱；夏天洗脚，除湿祛暑；秋天洗脚，肺润肠濡；冬天洗脚，丹田温灼”的说法。即使是贵为“天子”的乾隆皇帝，也信奉“晨起三百步，晚间一盆汤”的养生之道。由此可见，把足疗提到与人健康息息相关的高度来认识，正是因为脚丰富的“内含”。很多人在沙滩上，甚至在办公室也喜欢把脚对着太阳高高翘起，为什么呢？因为此时人是把脚插在了太阳这个电源上，在为健康充电呢！

事实上，对于脚的重视，我们还可以从一些日常用语中找到一些“言证”，比如，说一个人碍事，人们会说其“碍手碍脚”，说一个人爱花钱，人们会说其“大手大脚；说一个人遇事不沉着，人们会说其“慌手慌脚”，而说一个人极为悲伤，人们会说其“捶胸顿脚”，而说一个人只针对疼痛的部位治疗，对问题不作根本性的解决，我们会说其“头痛医头，脚痛医脚”。如此种种说法，都归结到了一个“脚”字，结合上面对于经络的研判，我们知道这并非偶然。由此，我们也就不难理解，为什么大街上会不时地有关于“足疗”的门店映入眼帘了。因此，如果把脚在文化上的意义看成是一种提升的话，那么，足疗对于健康的意义则是一种回归。

正是从这样的认识出发，我们在收集了大量足疗资讯，并在结合中医、营养等各方面专家建议的基础上，精心整理编撰了这本《图解足疗养生智慧》，内容涉及足疗的相关常识、常用穴位及反射区、足疗保健的常用中药方剂、足部按摩的穴位及手法等，更为重要的是，我们本着有病治病无病保健的原则，将一些常见疾病的保健之法，进行了分门别类地详细说明。可谓是手不释卷，有一种休闲的轻松，还有一种预防和治疗疾患的实惠。

万病从脚起，健康之路，千里之行，始于“足”下。

编　者

目 录

中医认为“足乃六经之根”，这里的意思是说连接人体脏腑的十二条经脉中，其中就有六条与足部相连，脚是足三阴之始，足三阳之终。人的五脏六腑在脚上都能找到相应的穴位。所以，如果说健康是成就事业的前提条件，那么，做好足部保健就是在为身体夯实健康的“底子”，而知道点足疗的相关常识，则是修筑健康大厦的“土壤与砖石”。

健康是一座宝藏，那么，人人都是贪婪的寻宝者。但一个容易被人忽视的事实是：很多人在寻宝的时候，准备的只有迫不及待的心情，或者是寻找宝藏需要的工具，比如钢钎、掘土机等，而在扛起工具的时候却不知道该往哪里去。所以，寻健康宝藏，走足疗养生之道，我们需要一张寻宝的“地图”——足疗常用穴及反射区示意图。

第三章　中药足浴，捍卫健康“三字经”　56

从小到大，人人都有无数难念的经：驰骋商场要念“生意经”，挣钱不一定就能存住钱；家庭经济建设要念“理财经”，而赚了钱不能为富不仁；为人处世上的智慧要念“道德经”。其实，除此之外，人人都还该念一本健康的“三字经”。

第四章　内科——足疗养生“攘外必先安内”　68

俗话说“人心隔肚皮”，我们想得更多的是做事，当被纳入健康领域来看的时候，我们猛然会发现：身体内在健康的调理，可谓是近在咫尺，但要去直接进行保健，却发现它们远在天涯。所幸的是，通过足疗，我们就可以从外在的保养着手，去收获内在脏腑的健康。

为什么外国人喜欢洗澡，而受千年文明熏陶的中国人却喜欢洗脚？为什么中医将身体看作一个有机的整体，膝盖痛在手上找针灸和按摩的穴位，而西医却主张头痛医头脚痛医脚？如何才能通过外部病症的安抚，使得内部心神得以安定呢？取得成功没有近道可操，对于疾患，攘外安内却有捷径可走——足疗养生。

足疗更多的时候是被看作了一种享受生活的方式，果真如此吗？难道足疗真的只是有钱人的消遣吗？且不说那些大街小巷的“泡足坊”、“洗脚屋”、“足疗所”，看看足疗与牙痛、近视、白发等等的关系，想必你就会明白，足疗是一举两得的好事：不仅有面子——五官美容，还有里子——身体健康。

对于进补，我们都有这样的印象，同样是人参，有的人因为体质过差，大补之后身体不受而病症更甚，有的人则因为体质相当气血相益而康复。同理，足疗也不是任何人都可以千篇一律如法炮制的，不同的人不同的病症，甚至不同性别的人，疗治的方法也不相同，实为“男女有别”。

第八章 各取所需，足疗养生日常按揉方略 210

按压足三里可以调理我们的肠胃，使得食欲大增；搓搓脚底可以防止失眠，让我们一觉到天明；揉揉陷谷穴可以消除人参浮肿；而中药泡泡脚，按摩按摩还可以防止出门在外应酬喝醉了，旅游晕车晕船了，防止风吹日晒皮肤粗糙等等，到底该怎样做一个适合自己的足疗呢？择其善者而从之，目的一个：各取所需。

附录 足浴原材料的性味与功效 222

食物也有自己的个性和脾气，相处得好，我们称之为“相生”，相处不好，我们谓之“相克”。足浴的原材料也是如此，只有在了解他们的药理成分、性味、功效和宜忌的时候，我们的足疗才能做时安心，泡时放心，按后舒心，揉后开心。

第一章

万病从脚起，足疗常识知道点

中医认为“足乃六经之根”，这里的意思是说连接人体脏腑的十二条经脉中，其中就有六条与足部相连，脚是足三阴之始，足三阳之终。人的五脏六腑在脚上都能找到相应的穴位。所以，如果说健康是成就事业的前提条件，那么，做好足部保健就是在为身体夯实健康的“底子”，而知道点足疗的相关常识，则是修筑健康大厦的“土壤与砖石”。

◆ 脚跟疼痛在“诉说”何种健康隐患

脚跟附近为生殖器的反射区，因此，若脚跟疼痛就应考虑是否有生殖器的麻烦。另外，有些胃下垂毛病，脚跟的内侧如有类似茧或鸡眼时，也对生殖器有影响。若为女性则可能月经异常，男性则可能性能力异常，或性欲变化等。脚跟负荷太重的现代人，已逐渐有性危机的倾向了。

脚跟部位同时也是影响失眠的反射区。失眠在目前已成为被紧张包围的现代人所苦恼的文明病之一，而且是试过各种治疗也无法根治的症状之一。

还有人认为脚跟疼痛与身体能源长期性的不足、痔疮也有关系。

◆为什么足部异常是“健康求救”

1. 大拇趾太大的人

与其他脚趾相比，大拇趾过大而比例明显失调的人，容易患糖尿病、脑中风、神经痛、肝病等，性格也比较急躁、任性。建议用足部按摩疗法改善体质。

2. 大拇趾趾尖纤细的人

大拇趾趾尖纤细，趾甲变圆，两侧陷入的人（图 1-1），说明肝脾功能严重下降，内脏器官出现衰老，体力开始下降，容易出现危险的疾病。建议到医院检查。

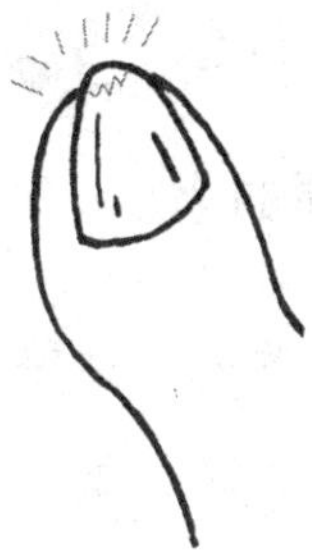

图 1-1

3. 第二、三趾关节突出的人

脚部第二、三趾关节突出，呈葫芦状的人（图 1-2），肠胃功能不好，体质柔弱无力，建议用脚穴疗法改善体质。

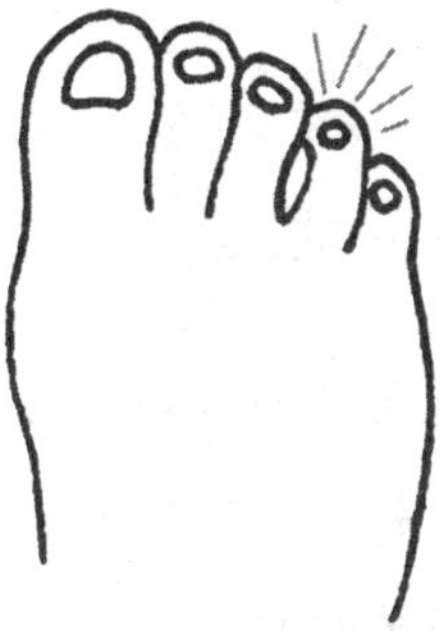

图 1-2

4. 第四趾弯曲的人

脚部第四趾弯曲的人，性格易变，急躁、有神经质。这种人容易患头痛、肩酸、神经痛、胆结石、便秘等疾病，女性还容易患妇科疾病。建议用足部按摩治疗相关反射区，并预防上述疾病。

5. 小拇趾弯曲、僵硬的人

脚部小拇趾弯曲且僵硬的人，性格比较任性、自私。容易患肾病、前列腺炎、中耳炎、白内障、子宫异常等疾病，因此应该用足部疗法治疗相关部位，并使小拇趾恢复正常状态。

6. 小拇趾头有硬块的人

脚掌小拇趾头上方有硬块，指压感觉很痛的人，应该注意心肝。另外，趾头下方的部位如有硬块且指压很痛的人，胆囊、十二指肠等消化器官系统功能不良，建议经常按摩此部位和相关反射区。

7. 脚后跟中间有硬块的人

脚掌的脚后跟中间有硬块的人，有可能是子宫、卵巢、前列腺等骨盆内内脏器官异常。脚后跟硬的人有可能肾上腺皮质激素不平衡，身体抵抗力下降，需要注意。

8. 脚脖子异常的人

脚脖子有时也会反映身体异常。脚脖子有胫骨、腓骨两根骨头（图 1-3），一般这些骨头紧贴在一起，但如图 1-3 所示，也有人两根骨头分开，骨头之间有缝隙，脚脖子较粗。从正面看，脚脖子上面中间没有变细，感觉脚从脚脖子往下一直是伸直的。

这种脚脖子称为“歪开”，有先天性的和后天性的两种。无论哪种，脚掌都是平脚板，跟腱旁边长有肥肉，脚后跟变硬，并出现“行走困难、易摔倒、肥胖”等症状。

如果是先天性的，不仅肾、心脏虚弱，而且往往容易得脑中风、风湿痛。如果是后天性的，虽然看起来也很精神，但也有可能引起胸部等疾病，因此先认真旋转脚脖子，使脚后跟变软至关重要。

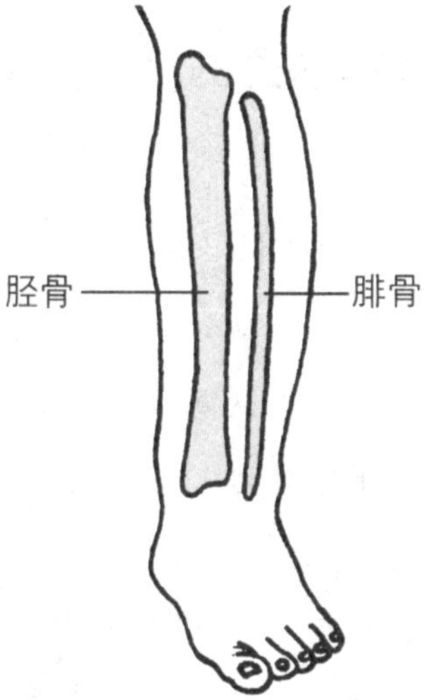

图 1-3

◆足浴有哪些难以替代的好处

1. 强身健身、延年益寿；
2. 防治神经衰弱和失眠；
3. 防治高血压；
4. 防治风湿关节炎；
5. 防治腿脚麻木；

6. 防治糖尿病；

7. 防治感冒，祛寒暖身；

8. 美容减肥；

9. 防治脑溢血和脑血栓；

10. 消除疲劳，使人感到身心愉快。

◆家庭足浴如何选择合适的水

我们在家庭足浴，足浴水一般取自来水、河水、井水、山涧水、矿泉水为基本用水。假如条件允许，应尽可能选用井水、自来水、山涧水或矿泉水。若河水、溪水所含的有害物质（如化肥、农药）含量很高，则不宜用来足浴。因为用这样的水足浴，在温度的作用下，随着毛细血管扩张，人体皮肤对这类有害物质会大量吸收，不但对人体无益，反而会带来事与愿违的恶果。因此，受污染的水源不应作为足浴水的水源。对那些使用足浴来保健身体的人而言，长年累月使用的足浴水，其水质应该保持清洁、卫生，符合卫生学要求；而对于那些希望通过足浴疗法来达到治疗某些疾病的人来说，足浴水除应具备清洁、卫生外，还应根据疾病的不同，选放不同的足浴药物，如风寒感冒，可加入疏风散寒的辛温解表药；高血压应加入平肝潜阳、熄风降压的药物；皮肤病应加入杀虫祛风、清热解毒、凉血之类的药物。换言之，足浴水的成分是有讲究的，绝不能随便取水，马虎从事，应根据不同的年龄、不同的病症、不同的地域、不同的季节来选用不同的足浴水。只有这样，才能真正收到满意的效果。

此外，足浴水的温度也应有所控制，一般应在38～43℃之间为宜。但由于个体差异的不同，少数人可耐受高达45℃的足浴水，但最好不要超过45℃。通常应从38℃开始，逐渐增至40～42℃。当然，温度的选择还要依据不同的个体和足浴时间长短来定。过高的水温会导致烫伤，特别是老人，患有末梢神经炎的病人感觉比较迟钝，也容易烫伤；有心脏病的人，足浴水的温度也不宜太高；而如果是一个外感风寒的人，足浴水的温度适当高一些，则更容易温通经脉，逼寒气散出体表，助阳气来复，治愈疾病；还有素体寒盛之人，足浴水的温度也可以高些；而素体阴虚火旺之人足浴水温度不宜过高。总之，足浴水的温度应该依据个人泡脚后的反应来确定，以泡脚后感觉轻松、舒适为宜。

◆如何恰当选择足浴的器具

1. 质地的选择

足浴用的容器以木制盆为好。因木制盆散热较慢，有利于保温。假如去商场购买足浴盆的话，应该购买正规厂家生产、经国家有关部门认证的无毒无害的足浴盆。不论是哪一种泡脚盆，总的要求是无害、安全、保温性能好。

2. 高度的选择

一般来说，足浴盆的高度最好能超过20厘米高（没过踝关节），宽度则以能容纳双脚即可。假如足浴盆太矮，热水浸泡的位置就低，浸泡到的下肢皮肤面积也就相对较少，因此，足浴的效果自然要差些。需要提醒的是，足浴时坐的椅子不能太高，也不能太矮，应高低适中，以保证身体的姿势处于舒适状态为宜。

3. 结构的选择

目前，市面上销售的足浴盆的结构有简单的，也有复杂的。比如，仅通过电源来控制水温的足浴盆，其结构比较简单，功能是能自动控制水温并保持恒温，这样一来既可节约用水，又可避免因频繁添加热水而给使用者带来不便。另外，有的厂家为提高足浴的保健效果，还给足浴盆设计了足底按摩器，有的还安装有固定频率的震荡器，结构相对复杂。其优点是能够一边泡脚一边按摩足部，既节省了时间，又增加了足浴盆的功能，让使用者在足浴的同时，能做到保健与享受同时兼顾，真是一举多得，当然价格也自然要贵一些。应该说这些足浴盆各有特点，每个人可根据自己的喜好、习惯和经济实力选购一种适合自己的足浴盆。

此外，煎煮中药的汤锅最好是铁锅、砂锅或不锈钢锅，这样可以减少污染，防止有害物质侵入人体。

◆如何准确掌握足浴时间

每次足浴的时间一般以30分钟至45分钟为宜，用于强身保健每次可在30分钟左右，用于治疗每次可在45分钟左右，如风寒感冒、寒性胃痛、虚寒咳喘、原发性高血压、慢性低血压、失眠症、寒性痛经、阳痿等病症，一般需足浴45分钟左右方能收效明显，并需与熏蒸相结合。此外，还须根据足浴者身体健康状况，所患疾病情况，所处地域、性别、年龄、气候情况、气温高低、工作性质及足浴后的自我感受进行因人而异、因时而异、因地而异、因病而异的调整。如身体虚弱者，应控制在30分钟左右，儿童应控制在20分钟左右。

每天足浴的次数：用于强身保健，每天泡脚1次即可；用于治疗，可每天安排1～2次。

◆为什么足浴可以防病

人体健康与脚有密切关联。人有脚，就好像树有根，树枯根先竭，人老脚先衰。脚对人体的养生保健作用，很早就引起古人的重视和研究。其中"足浴体"更以其简便灵验的特点，盛行千载而不衰。古书《琐碎录》中称："足是人之底，一夜一次洗"。文坛巨匠苏东坡、陆游等留有"主人劝我洗足眠，倒床不复闻钟鼓"，"洗脚上床真一快，稚孙渐长解烧汤"的诗句。贵为"天子"的乾隆皇帝，也信奉"晨起三百步，晚间一盆汤"的养生之道。

脚位于人躯体的末端，距离心肝较远，血液循环较慢，同时脚表面脂肪层很薄，保温能力较差，趾尖的温度比正常体温低。如果经常用热水浴脚，能刺激足部穴位，增强血脉运行，调理脏腑，舒通经络，增强新陈代谢，从而达到强身健体祛除病邪的目的。

研究表明，脚与上呼吸道粘膜之间存在着密切的神经联系，脚掌受凉可反向地引起呼吸道粘膜内的毛细血管收缩，纤毛摆动减慢，从而导致机体的抗病能力明显减弱，积压各种病菌，病毒就会乘虚而入，并大量繁殖，使人伤风感冒或引起咽喉炎、气管炎等。热水泡脚，可较快地扩张人体呼吸道粘膜的毛细血管，加快血液循环，从而使呼吸道粘膜内血液中的白细胞及时地消灭侵入人体的细菌和病毒，使人体免受感染。

足浴还能预防腿部、脚部疾病的发生，经常站立者易患下肢静脉曲张，而足浴能加快腿部血液循环，使腿部静脉血及时回流，有利减轻腿的静脉淤血，防止下肢静脉曲张。

足浴有健身养生之效，祖国医学认为：人体五脏六腑和脚都有相应的关系，人体踝部以下有60余个穴位，用热水泡脚如同用艾条灸这些穴位，可起到促进气血地运行，温煦脏腑的作用，坚持睡前用热水泡脚，浸脚15～20分钟，有助于安神祛烦，催眠入睡，使睡梦更加香甜。

我国民间歌谣云："春天洗脚，升阳固脱；夏天洗脚，暑湿可祛；秋天洗脚，肺润肠濡；冬天洗脚，丹田温灼"，这是颇有道理的。

◆什么病症适合用足部按摩疗法

足部按摩疗法适用范围广泛，凡内科、儿科、妇科、伤外科、皮肤科、眼科与耳鼻咽喉科等各科内外诸多疾病均可治疗，而且见效快、疗效高。例如适用于内科的感冒、头痛、支气管炎、神经衰弱、高血压、高脂血症、低血压、冠心病、胃溃疡、中风、肝炎、肾炎、糖尿病、风湿性关节炎、面瘫、肠炎、阳痿、遗精、甲状腺功能亢进等；妇科的月经不调、痛经、闭经、阴道炎、盆腔炎、宫颈炎、更年期综合征、不孕症等；儿科的上感、脑瘫、多动症、肺炎、惊风、麻疹、腹泻、小儿厌食症、小儿夜啼、百日咳、小儿麻痹后遗症、遗尿等；伤外科的颈椎病、腰椎间盘突出症、软组织损伤、乳腺炎、痔疮等；皮肤科的湿疹、带状疱疹、荨麻疹、牛皮癣、神经性皮炎、黄褐斑、痤疮、脱发、皮肤瘙痒症、冻疮、湿脚气等；眼科的结膜炎、白内障、青光眼、近视、远视、眼疲劳等及耳鼻咽喉科的耳鸣、耳聋、中耳炎、扁桃体炎、鼻炎、鼻窦炎、咽炎、咽喉炎、内耳眩晕以至牙科的牙痛、口腔炎等临床各科多种常见多发病和部分疑难病症，都有较好的疗效。

同时还可广泛用于保健强身、延年益寿。

◆哪些病症不适合用足部按摩疗法

为了避免不必要的医疗事故发生，或延误患者的治疗，下列病症应当禁用或慎用该疗法。

1. 严重出血性疾病，例如呕血、吐血、便血、尿血、咯血、脑溢血、崩漏等各脏器出血等。

2. 妇女妊娠期应禁用，月经过多应慎用。

3. 急性心肌梗死患者。

4. 严重的心、肝、肺、肾功能衰竭等。

5. 对患有活动性结核性疾病，如肺结核活动期及梅毒、脑血管病的昏迷期，以及长时间服用激素和极度疲劳者。

6. 某些急诊疾病，如急性腹膜炎、宫外孕等；某些传染性疾病，如流脑、乙脑急性期等。

7. 一切危急重疾病等。

以上所列禁忌症并不是绝对禁用该法，在有的阶段，有的疾病仍可配用该疗法治疗。

◆足部按摩有哪些注意事项

1. 按摩前需准备毛巾或浴巾一条、凡士林油一小瓶、按摩棒一支。按摩前应剪短指甲，以免刮伤患者皮肤。按摩时应在选定穴位涂抹少量凡士林油，以润滑皮肤，防止擦伤。

2. 按摩时患者应先用热水洗脚后全身放松，情绪安定，仰卧床上；按摩师取坐势，在膝盖上置毛巾，将患者的脚放置自己膝盖上。

3. 按摩每个穴位前都应测定一下病理反射区的反射疼点。按摩师可用塑料棍自制检查棒，尖端如圆珠笔尖端即可。用此尖端轻扎探测一下病理反射区，如患者有扎刺样疼感，即是病理穴点，即可在此着力按摩。

4. 按摩时手法应取轻—重—轻。如按 3 分钟，开始 1 分钟轻按，中间 1 分钟加重，然后再轻按 1 分钟。按摩过程中力量加大时，患者病理反射区会有痛感，这种痛感是按摩效应，但不宜加力过强，以患者能忍受为佳。每次按摩结束都力求达到使患者感到口渴，按摩结束后让患者饮温开水 500 毫升以排毒。

5. 足部有外伤、疮疖、脓肿，治疗时应避开患处。可在另一只脚的相同部位或同侧手的对应部位进行按摩。如因治疗不慎，造成皮肤红肿、瘀血者，可在患部涂上红花酒精，暂时停止在该处按摩。

6. 有些患者在接受按摩治疗后可能出现低烧、发冷、疲倦、腹泻等全身不适症状，或使原有的症状加重，这是按摩后出现的一种正常反应，可继续坚持治疗，数日后症状自然消失。

有的人在接受按摩治疗数日后，尿液颜色变深，并且气味加重，这是因为“毒素”排出所致，不必惊慌，仍可坚持治疗。

7. 长期接受脚部按摩，双脚痛觉迟钝是常有的现象。此时，用盐水浸泡双脚半小时，痛觉敏感度会增强，治疗效果会有明显提高。

8. 治疗时应避开骨骼突起处，以免挤伤骨膜，造成不必要的痛苦。

9. 空腹或饭后一小时内，不要按摩治疗。

10. 老人骨骼变脆，关节僵硬，小孩皮薄肉嫩，骨骼柔细，在按摩时均不可用力过度，造成损伤，以用指腹施力为宜。

◆足部按摩有哪些常见手法

足部按摩的手法很多，但其主要特点是给按摩区域（穴位和反射区）以持久、有力、均匀、柔和的良性刺激，以达到阴阳平衡、补虚泻实、强身健体的目的。概括来说，足部按摩常用手法如下：

1. 按法

即用拇指、食指或中指的指端或指腹按压患者体表特定穴位以治疗疾病。一般来说，拇指按压的力量大于食、中指，指端的力量又大于指腹。按压时手指固定于穴位上不动，着力向下加压，先轻后重。按压时间每穴数秒钟，以患者感到酸麻胀痛为好。按压法可分为单指法（图 1-4）和双指法两种。单指法是用拇指或中指指端按压在穴位上，双指法是用两个手指同时按在两个穴位或某个反射区上。

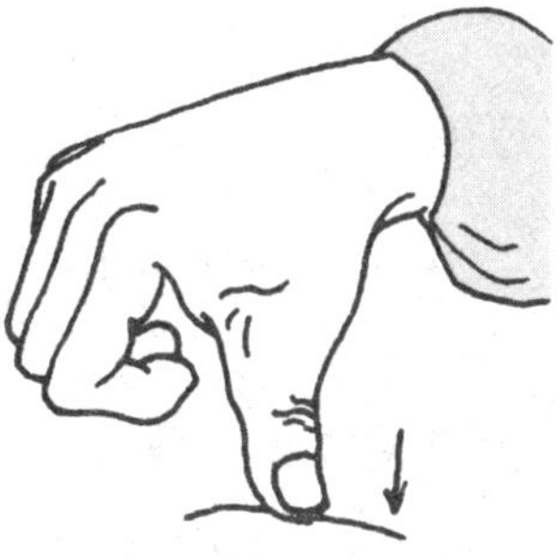

图 1-4 单拇指按法

操作时，用力要平衡，由轻到重逐渐加力。当达到一定深度，患者有明显“痛、胀、酸、麻”得气感，即将手指慢慢抬起，一个动作即告完成。切忌用暴力，或用力不均匀、时轻时重。

2. 推法

按摩师用单指、多指、或掌根、大小鱼际部等着力于足部某一反射区行单向直线推压移动。一般多采用拇指的指腹推法（图1-5）。

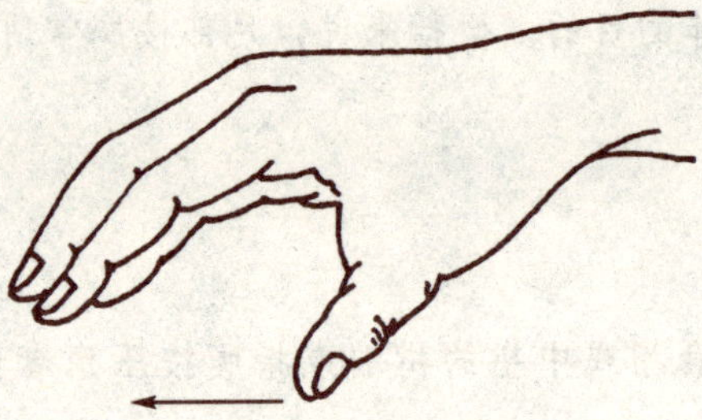

图 1-5　推法

操作时，指腹紧贴体表，用力稳健，速度缓慢、均匀，应沿骨骼走向施行，且在同一层次上推动。此法适用于同一处方的几个反射区，且相距很近。

按摩时，推动用力要平衡、均匀、持久，由轻到重逐渐加力，直至能深达以出现得气感。切忌用力不匀，一轻一重，或用暴力。推移速度要缓慢，不可过快。

3. 点法

将食指弯曲以第一指间关节顶点施力，拇指轻靠于食指末节、给食指以向上的力量，保持食指指骨同手掌、前臂、上臂成一条直线，以固定着力点，这样可以省力。食指关节顶点按压时，按压1次，提起1次，解除压力。有些带状反射区，可先用力压下，待患者感到疼痛，然后慢慢移动，或定点点压，至反射区全面点毕为止

（图 1-6）。

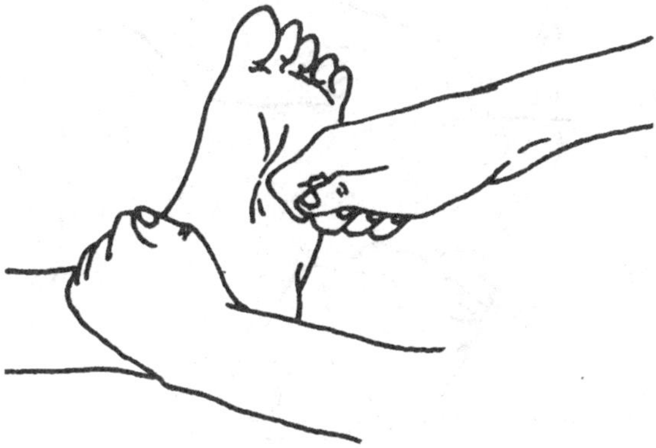

图 1-6 点法

操作时，用力要均匀、持久、渗透，刺激量（即力度）以患者能耐受为度。此法适用于足底部、足内侧面、足外侧面和足背部的反射区。

4. 揉法

采用以手指（指揉法）或手掌大小鱼际或掌根部（掌揉法）或指关节顶点（点揉法）三种手法。以指揉法为例，以手指螺纹面吸定于反射区上，腕部放松，以肘部为支点，前臂作主动摆动，带动腕部和手指轻柔和缓的移动或旋转，将力通过手指而达到所揉部位。掌揉法、点揉法操作方法同指揉法（图 1-7）。

操作时，动作要连续，着力（力度）由小逐渐增大，再由大逐渐减小。用力要均匀、持续，而轻柔地旋转回环，动作宜轻宜缓，并避免触打或跳跃。此法适用于反射区域较大的部位。

5. 掐法

在足部按摩中，掐法刺激最强。掐法是用拇指指甲重掐穴位，将力量灌注于拇指端（图 1-8）。掐前要取准穴位，为了避免刺破皮

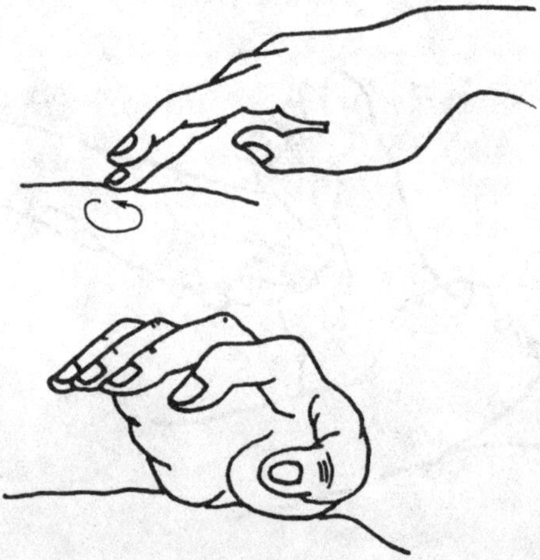

图 1-7　揉法

肤，可在重掐部位上覆盖一层薄布，掐后可轻揉局部以缓解疼痛。

操作时，掐要逐渐用力，直至引起强烈反应后停止，一般为半分钟，最长不超过一分钟。此法适用于足趾、足趾结合部等窄狭小部位反射区。

操作中，切忌用力过大，切忌划动。掐前要修剪指甲。

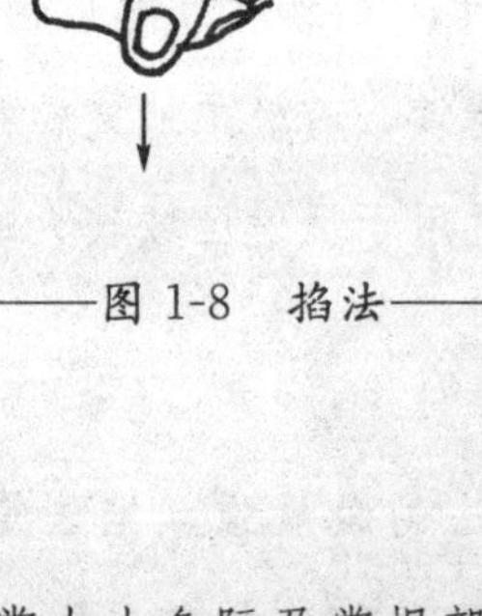

图 1-8　掐法

6. 擦法

擦法是用单指或手掌大小鱼际及掌根部附着于足部，紧贴皮肤进行往复、快速直线运动（图 1-9）。

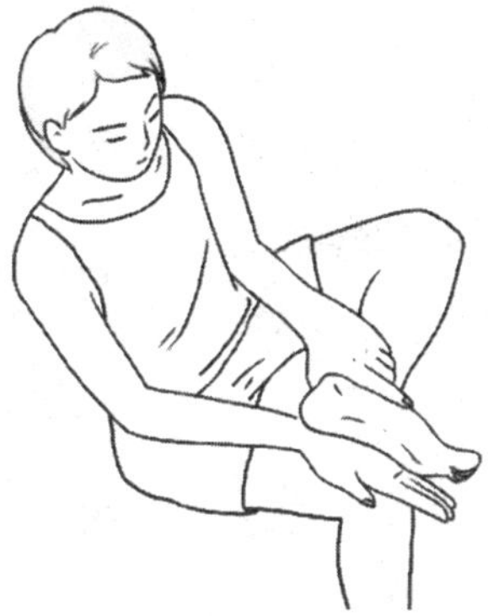

图 1-9 擦法

操作时，腕关节应自然伸直，前臂与手近似水平，指擦的指端可微微下按，以肩关节为支点，上臂主动带动指掌作往返直线移动；亦可视部位不同分别以腕部、指掌关节及指间关节为轴施行。着力不滞，迅速往复，以出现温热感为佳。一般常用于开始治疗时或足底操作。

7. 捏法

捏法是以拇指、食指分别在两个对应的反射区上捏揉，或者以拇指在一个反射区上点压而食指在另一面起固定作用（图 1-10）。

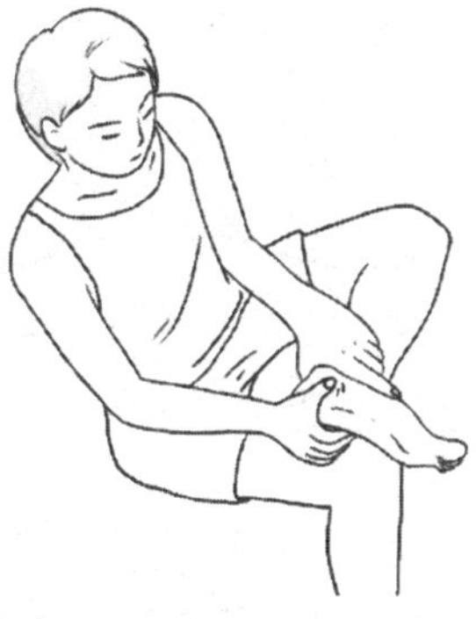

图 1-10 捏法

操作时，手法强度可轻可重，应根据治疗需要而定。此法适用于相对的反射区。

按摩时，用力虽可轻可重，但要适中，要以有感应（得气）为宜。否则就无治疗作用而失去其意义。

8. 摇法

摇法是一手握住患者足部踝关节上端，另一手握住足趾，使脚趾与踝关节被动而均匀地环转运动。

摇法一般为单向加力，为防止损伤关节，一般为双手操作，一手固定，一手操作，更好地达到操作方便、自如、安全、可靠的目的。

摇法多应用于手指趾及踝腕关节部位（图 1-11）。有增强保持关节灵活运动、防衰抗病的功能。慢性病、老年病、局部伤痛及保健等都可应用。实施前最好先放松肌肉，并进行按、拿法后再摇动。

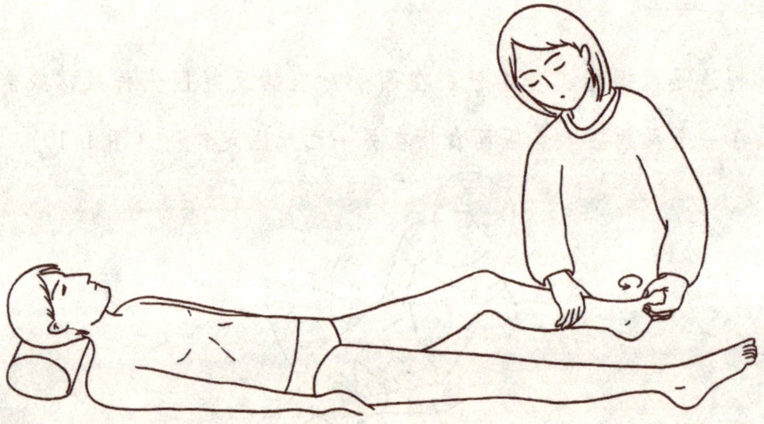

图 1-11 踝关节摇法

9. 搓法

用双手掌面或掌指面夹住一定部位，相对用力作快速搓揉，同时上下移动的手法，称为搓法（图 1-12）。

操作时，用力要适中，均匀，速度宜快。两手相对用力，来回搓揉。此法适用于坐骨神经反射区及足底、足背部。

按摩中，两手掌用力要相一致，不可夹得过紧，切忌慢速紧搓。

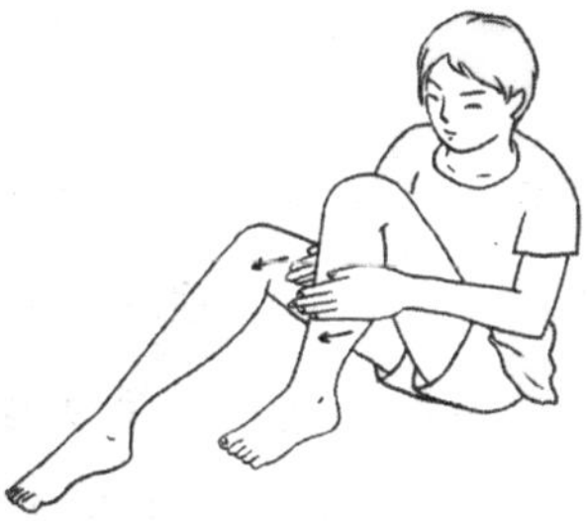

图 1-12　搓法

10. 踩法

患者俯卧，两腿伸直，足底朝上。按摩师用双足踩压作用于患者的足底部，各踩一足底上，一压一松、交叉踩压。按摩师利用自

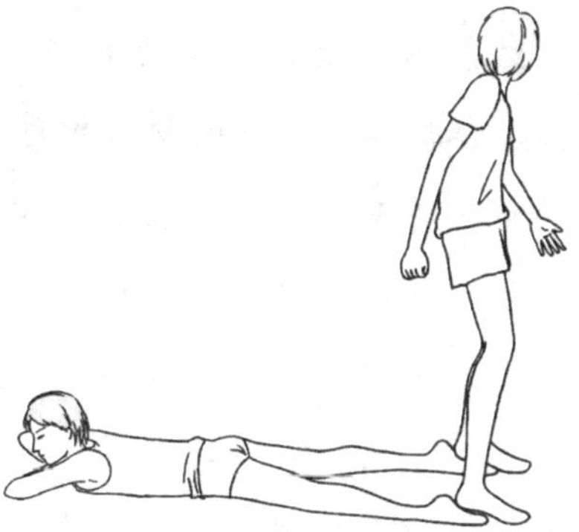

图 1-13　踩法

己的足跟、足底前部跖趾对患者足底施以节律性踩压（图 1-13）。

操作时，踩压要有节律性，按摩师双足交叉踩压。此法适用于足底部的广泛区域，特别是前足底、足心与足趾。

按摩中，力度要适中，不可将全身体重一下全部作用于患者足底部，而应该视情况加力。踩压时间也不宜过长。

◆如何掌控足部按摩的力度

按摩手法的种类很多，而它的作用力概括起来主要有压力、摩擦力、振动力、张力四种。一种手法往往以一种作用力为主，同时也包括其他一些作用力。一般情况下，手法强度与手法作用力成正比，与受力点面积成反比，手法强度就是单位面积上所受力的大小。至于人的机体对外力刺激最大的承受能力，叫做耐受力或痛阈值。不同的个体，或同一人的不同部位有不同的耐受力。同一人，同一部位在按摩过程中，耐受力也在不断地发生变化。如初次接受按摩的人，某部位对手法刺激不能适应，其耐受力相对要低。经过几次手法按摩后，适应能力增强，其耐受力就可以逐渐提高。另外，被按摩者的精神状态和体质条件对耐受力也有一定的影响。精神紧张、心理胆怯、体质虚弱者，耐受力相对要低；而精神正常、思想分散、意志坚强、体质强壮者，耐受力相对要高。

按摩时正常的感觉应为有一定的酸胀感，如果出现刺痛或疼痛到令人难以忍受，甚至大叫出来的情况，都是不正常的，极有可能已经造成软组织的挫伤以及皮下出血，当时可能看不到明显症状，可是第二天症状就会显示出来。所以，您要注意，不要盲目接受这样的“重”手法按摩，即使以后到别的地方按摩，也要分辨一下按摩师的手法是否“均匀、有力、柔软、深透”及“轻而不浮，重而不滞；柔中带刚，刚中夹柔”等，如此，才是高级按摩师的手法。如果是自己做按摩的时候，也要注意这些手法。一般来说，若按摩时出现酸胀感是正常的，但倘若疼痛加剧直至不能忍受则应马上停止。

◆为什么足部按摩后要喝水

在接受足部按摩治疗后的人，反射区经过刺激后，使得反射区及血液内所集结之沉淀物、毒素等，经过肾脏、输尿管、膀胱等排泄器官排出体外。因此，每次的足部按摩后，都必须喝300～500毫升的水，才能将体内的毒素及沉淀物排出体外，若是没有喝水，效果可能降低许多。

第二章

一看就会，足疗常用穴及反射区

健康是一座宝藏，那么，人人都是贪婪的寻宝者。但一个容易被人忽视的事实是：很多人在寻宝的时候，准备的只有迫不及待的心情，或者是寻找宝藏需要的工具，比如钢钎、掘土机等，而在扛起工具的时候却不知道该往哪里去。所以，寻健康宝藏，走足疗养生之道，我们需要一张寻宝的“地图”——足疗常用穴及反射区示意图。

◆ 足阳明胃经常用穴的位置、主治与手法

(1) 足三里

位置　外膝眼下3寸，胫骨前嵴外一横指处（图2-1）。

主治　胃痛、呕吐、腹胀、腹泻、痢疾、便秘、乳痈、肠痈、下肢痹痛、水肿、癫狂、脚气、消化不良、胃肠功能紊乱等。

手法　按揉 30～50 次。

(2) 上巨虚

位置　足三里穴下 3 寸（图 17）。

主治　肠鸣、腹痛、腹胀、腹泻、便秘、肠痈、下肢痿痹、脚气等。

手法　按揉 30～50 次。

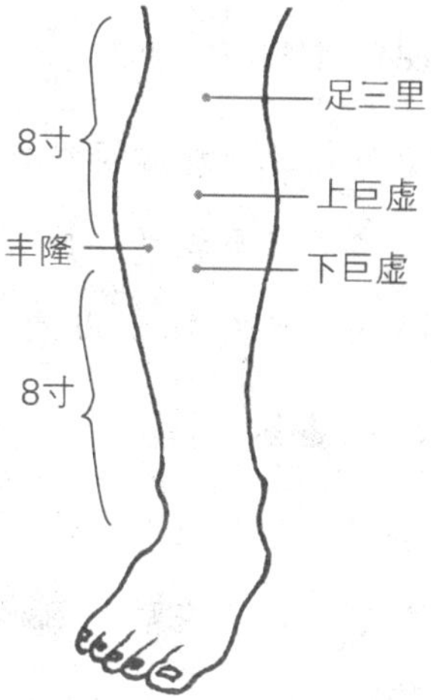

图 2-1

(3) 下巨虚

位置　足三里穴下 6 寸（图 2-1）。

主治　小腹痛、腹泻、痢疾、乳痈、下肢痿痹、腰脊痛引睾丸等。

手法　按揉 30～50 次。

(4) 丰隆

位置　外踝高点上 8 寸，胫骨前嵴后两横指（图 2-1）。

主治　头痛、眩晕、咳嗽痰多、呕吐、便秘、水肿、癫狂痫、下肢痿痹等。

手法　按揉 30～50 次。

(5) 解溪

位置　足背踝关节横纹的中央，两筋之间（图 2-2）。

主治　头痛、眩晕、癫狂、腹胀、便秘、下肢痿痹等。

手法　点按 30～50 次。

(6) **冲阳**

位置 足背动脉搏动处，两筋之间（图 2-2）。

主治 口眼歪斜、面肿、齿痛、癫痫、胃痛、足软无力等。

手法 点按 10～30 次。按揉时应避开动脉。

(7) **陷谷**

位置 足背第 2、3 跖趾关节后凹陷中（图 2-2）。

主治 面浮身肿、目赤肿痛、肠鸣、腹痛、热病、足背肿痛等。

手法 按揉 10～30 次。

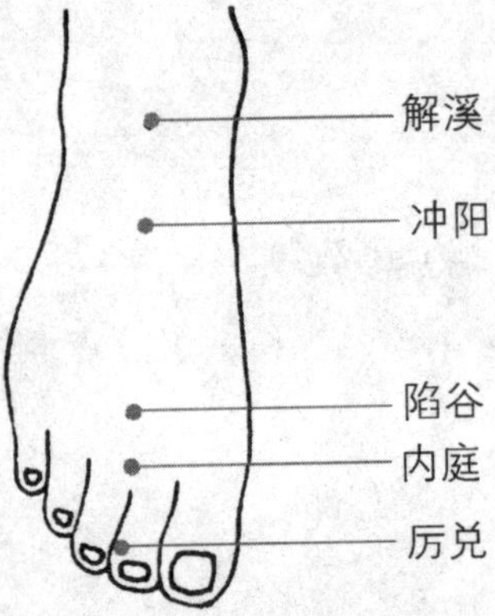

图 2-2

(8) **内庭**

位置 足背第 2、3 趾间缝纹端（图 2-2）。

主治 咽喉肿痛、口歪、口齿痛、鼻出血、胃痛、泛酸、腹胀、腹泻、痢疾、便秘、热病、足背肿痛等。

手法 按揉 10～30 次。

(9) **厉兑**

位置 第 2 趾外侧趾甲角旁约 0.1 寸（图 2-2）。

主治 鼻出血、流涕、齿痛、咽喉肿痛、腹胀、热病多梦、癫狂等。

手法 用拇指指甲掐按5～10次。

◆足少阳胆经常用穴的位置、主治与手法

（1）阳陵泉

位置 腓骨小头前下方凹陷中（图2-3）。

主治 胁痛、口苦、呕吐、下肢痿痹、脚气、黄疸、小儿惊风等。

手法 按揉30～50次。

（2）绝骨（悬钟）

位置 外踝高点上3寸，腓骨后缘（图2-3）。

主治 项强、胸胁胀痛、下肢痿痹、咽喉肿痛、脚气、痔疮等。

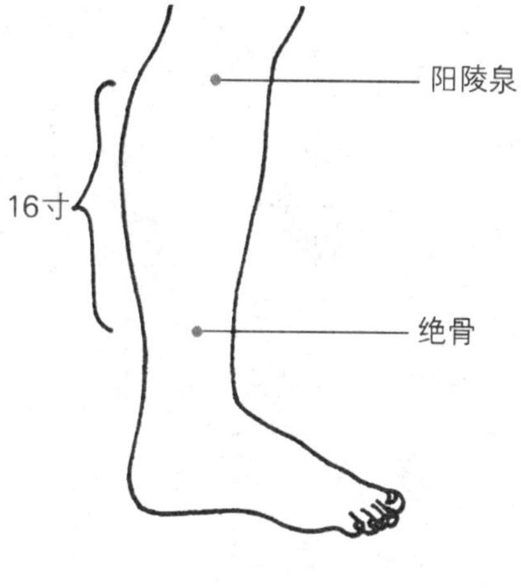

图2-3

手法 按揉30～50次。

(3) **丘墟**

位置 外踝前下方，趾长伸肌腱外侧凹陷中（图 2-4）。

主治 胸胁胀痛、下肢痿痹、疟疾等。

手法 点按 10～30 次。

(4) **足临泣**

位置 在第 4、5 跖骨结合部前方，小趾伸肌腱外侧凹陷中（图 2-4）。

主治 目赤肿痛、胁肋疼痛、月经不调、尿床、乳痈、淋巴结肿大、疟疾、足背肿痛等。

手法 点按 10～30 次。

(5) **地五会**

位置 在第 4、5 跖骨之间，当小趾伸肌腱内侧缘处（图 2-4）。

主治 头痛、目赤、耳鸣、胁痛、乳痈、内伤吐血、足背肿痛等。

手法 点按 10～30 次。

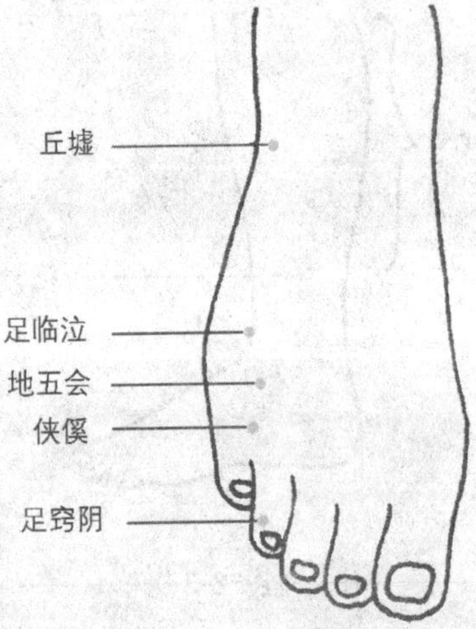

图 2-4

(6) **侠溪**

位置　足背第4、5趾间缝纹端（图2-4）。

主治　头痛、目眩、耳鸣、耳聋、目赤肿痛、胁肋疼痛、热病、乳痈等。

手法　点按10～30次。

(7) **足窍阴**

位置　第4趾外侧趾甲角旁约0.1寸（图2-4）。

主治　耳聋、咽喉肿痛、头痛、目赤肿痛、热病、失眠、胁痛、咳逆、月经不调等。

手法　用拇指指甲掐按5～10次。

◆足太阳膀胱经常用穴的位置、主治与手法

(1) **委中**

位置　腘横纹中央（图2-5）。

主治　腰痛、下肢痿痹、腹痛、呕吐、腹泻、小便不利、遗尿等。

手法　点按10～50次。

(2) **承山**

位置　腓肠肌两肌腹之间凹陷的顶端（图2-5）。

主治　痔疮、脚气、便秘、腰腿疼痛等。

手法　点按10～50次。

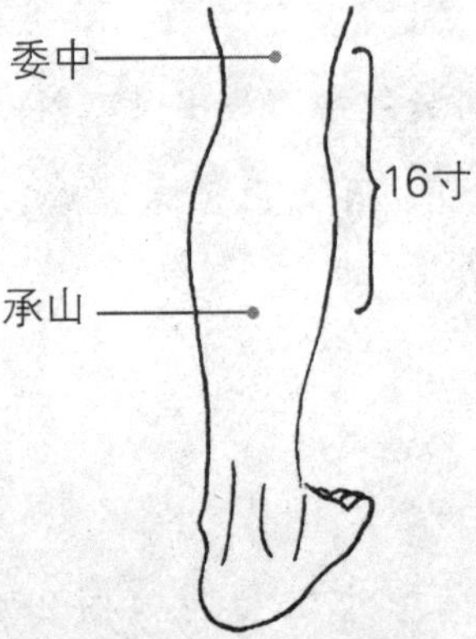

图 2-5

(3) **跗阳**

位置　昆仑穴直上 3 寸（图 2-6）。

主治　头痛、腰腿疼痛、下肢痿痹、外踝肿痛等。

手法　按揉 10～30 次。

(4) **昆仑**

位置　外踝高点与跟腱之间凹陷中（图 2-6）。

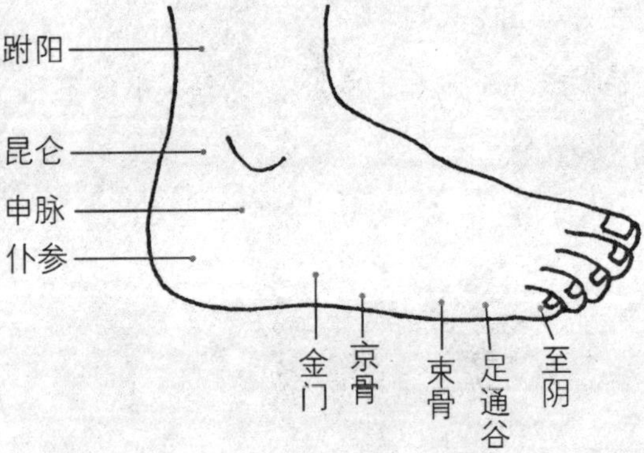

图 2-6

主治　头痛、项强、目眩、鼻出血、癫痫、难产、腰骶疼痛、脚跟疼痛等。

手法　拿捏30～50次。

(5) 仆参

位置　昆仑穴直下，赤白肉际（图2-6）。

主治　下肢痿痹、足跟痛、癫痫等。

手法　按压10～30次。

(6) 申脉

位置　外踝下缘凹陷中（图2-6）。

主治　头痛、眩晕、癫狂、失眠、目赤肿痛、腰腿酸痛等。

手法　按压10～50次。

(7) 金门

位置　申脉穴与京骨穴连线的中点，当骰骨外侧凹陷中（图2-6）。

主治　头痛、腰痛、癫痫、小儿惊风、下肢痿痹、外踝痛等。

手法　按压30～50次。

(8) 京骨

位置　第5跖骨粗隆下，赤白肉际（图2-6）。

主治　头痛、项强、目赤肿痛、癫痫、腰痛等。

手法　按揉10～30次。

(9) 束骨

位置　第5跖骨小头后缘，赤白肉际（图2-6）。

主治　头痛、项强、目赤肿痛、癫痫、腰痛等。

手法　按揉10～30次。

(10) 足通谷

位置　第5跖趾关节前缘，赤白肉际（图2-6）。

主治　头痛、项强、目赤肿痛、癫痫、鼻出血等。

手法　按揉10～30次。

(11) **至阴**

位置　足小趾外侧指甲旁约0.1寸（图2-6）。

主治　胎位不正、难产、头痛、目痛、鼻塞、鼻出血等。

手法　用拇指指甲掐按5～10次。

◆足厥阴肝经常用穴的位置、主治与手法

(1) **中都**

位置　内踝高点上7寸，胫骨内侧面的中央（图2-7）。

主治　疝气、崩漏、腹痛、腹泻、恶露不尽等。

手法　按揉10～30次。

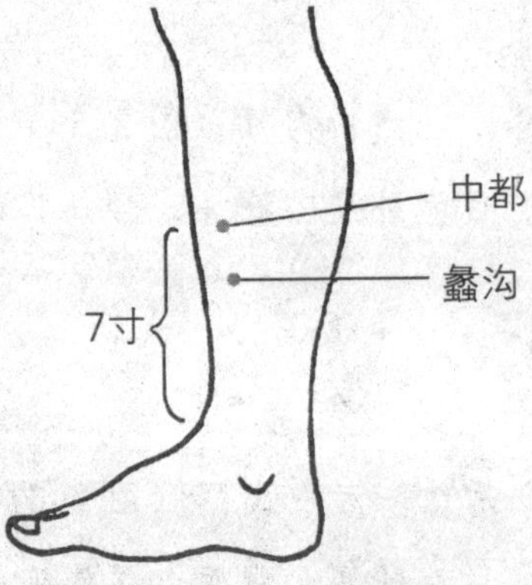

图2-7

(2) **蠡沟**

位置　内踝高点上5寸，胫骨内侧面的中央（图2-7）。

主治　小便不利、遗尿、月经不调、带下、下肢痿痹等。

手法　按揉 10～30 次。

(3) **中封**

位置　内踝前 1 寸，胫骨前肌腱内缘（图 2-8）。

主治　疝气、遗精、小便不利、腹痛等。

手法　按揉 10～30 次。

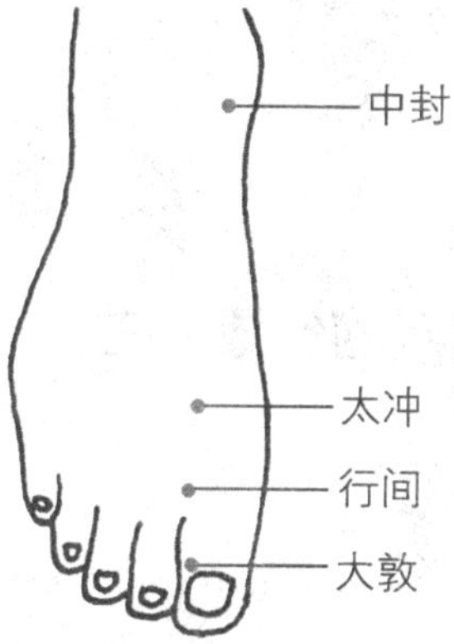

图 2-8

(4) **太冲**

位置　足背第 1、2 跖骨结合部之前凹陷中（图 2-8）。

主治　头痛、眩晕、目赤肿痛、口歪、胁痛、遗尿、疝气、崩漏、月经不调、癫痫、呕逆、小儿惊风等。

手法　按揉 10～50 次。

(5) **行间**

位置　足背第 1、2 趾间缝纹端（图 2-8）。

主治　头痛、眩晕、目赤肿痛、口歪、胁痛、遗尿、疝气、崩漏、月经不调、痛经、带下、癫痫、呕逆、小儿惊风、下肢痿痹、中风后遗症等。

手法 点按10～30次。

(6) **大敦**

位置 大拇趾（靠第二趾）甲根边缘约2毫米处（图2-8）。

主治 目眩、腹痛、肌肋痛、冷感症。除此之外，自古以来亦被视为镇静及恢复神智的要穴。

手法 掐按10～30次。

◆足太阴脾经常用穴的位置、主治与手法

(1) **阴陵泉**

位置 胫骨内侧髁下缘凹陷中（图2-9）。

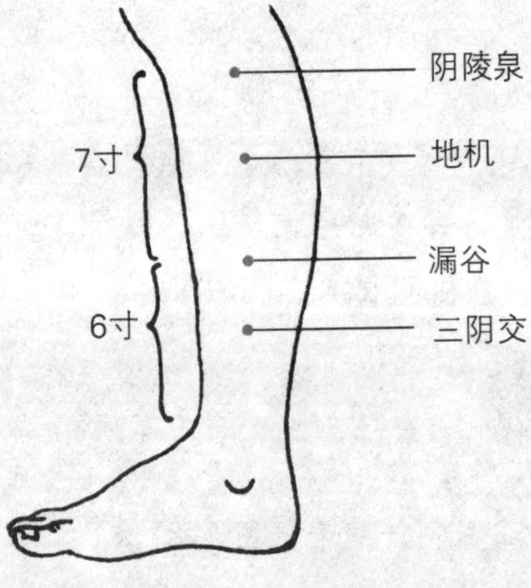

图2-9

主治　腹胀、腹泻、水肿、黄疸、小便不利或失禁、膝痛等。

手法　按揉10～30次。

(2) **地机**

位置　阴陵泉下3寸（图2-9)。

主治　腹痛、腹泻、小便不利、水肿、月经不调、痛经、遗精等。

手法　按揉10～30次。

(3) **漏谷**

位置　三阴交上3寸（图2-9)。

主治　腹胀、肠鸣、小便不利、遗精、下肢痿痹等。

手法　按揉10～30次。

(4) **三阴交**

位置　内踝高点上3寸，胫骨内侧面后缘（图2-9)。

主治　月经不调、带下、子宫下垂、不孕、难产、遗精、阳痿、遗尿、疝气、失眠、下肢痿痹、脚气等。

手法　按揉10～50次。

(5) **商丘**

位置　内踝前下方凹陷中（图2-10)。

主治　腹胀、腹泻、便秘、黄疸、足踝痛等。

手法　按揉10～30次。

(6) **公孙**

位置　第1跖骨基底部的前下缘，赤白肉际（图2-10)。

主治　胃痛、呕吐、腹痛、腹泻、痢疾等。

手法　按揉10～30次。

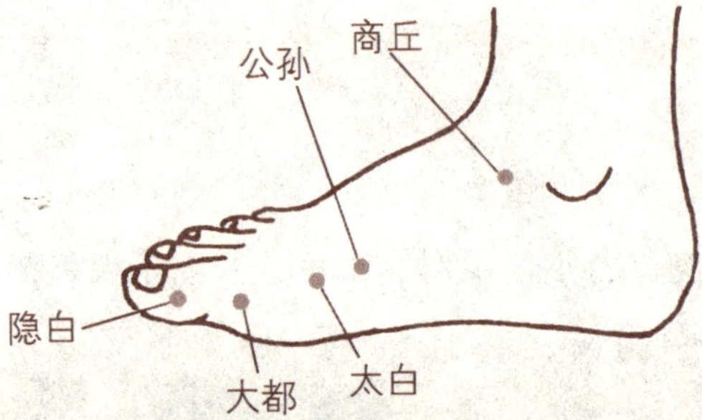

图 2-10

(7) **太白**

位置　在足内侧缘，于第一跖趾关节后下方赤白肉际凹陷处（图 2-10）。

主治　胃痛、腹胀、腹痛、嗝气、消化不良等。

手法　点揉 10～30 次。

(8) **大都**

位置　拇趾内侧第 1 跖趾关节前缘，赤白肉际（图 2-10）。

主治　腹胀、胃痛、呕吐、腹泻、便秘、热病等。

手法　按揉 10～30 次。

(9) **隐白**

位置　拇趾内侧趾甲角旁约 0.1 寸（图 2-10）。

主治　月经过多、崩漏 、腹胀、便血、尿血、癫狂、多梦、惊风等。

手法　掐按 10～30 次。

◆足少阴肾经常用穴的位置、主治与手法

(1) 筑宾

位置 胫骨内侧髁下缘凹陷中（图 2-11）。

主治 腹泻、水肿、黄疸、小便不利等。

手法 按揉 10～30 次。

(2) 交信

位置 复溜穴前约 0. 5 寸处（图 2-11）。

主治 月经不调、崩漏、子宫下垂、疝气、腹泻、便秘等。

手法 按揉 10～30 次。

(3) 复溜

位置 太溪穴上 2 寸（图 2-11）。

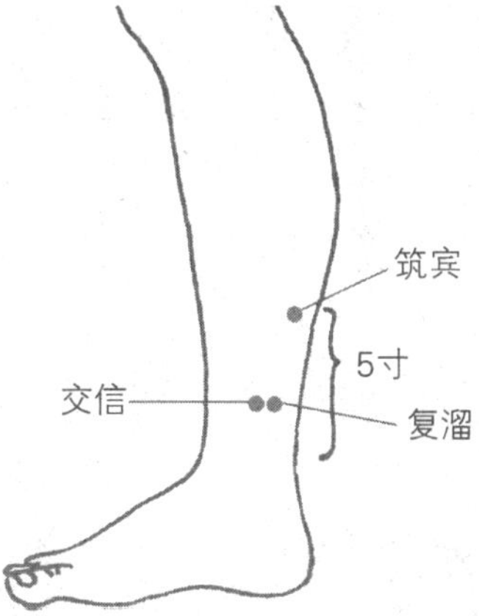

图 2-11

主治　水肿、腹胀、腹泻、盗汗、热病汗不出、下肢痿痹等。

手法　按揉 10～30 次。

(4) **照海**

位置　内踝下缘凹陷中（图 2-12）。

主治　月经不调、带下、子宫下垂、小便频数、小便不通、便秘、咽喉干痛、癫痫、失眠等。

手法　按揉 10～30 次。

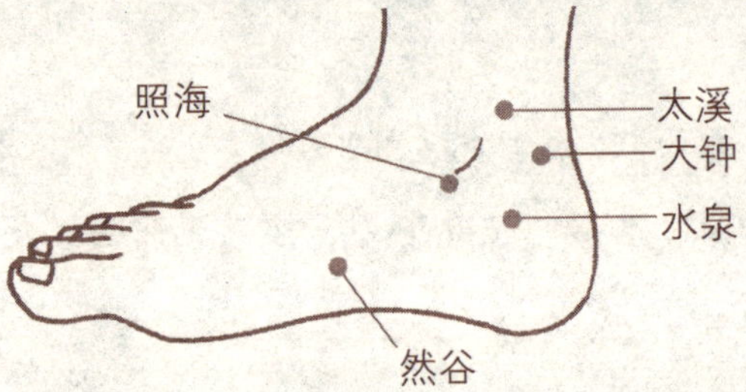

图 2-12

(5) **水泉**

位置　太溪穴直下 1 寸（图 2-12）。

主治　月经不调、痛经、经闭、子宫下垂、小便不利等。

手法　捏揉 10～30 次。

(6) **大钟**

位置　太溪穴下 0．5 寸稍后，跟腱内缘（图 2-12）。

主治　癃闭、遗尿、便秘、咯血、气喘、痴呆、足跟痛等。

手法　捏揉 10～30 次。

(7) **太溪**

位置　内踝高点与跟腱之间凹陷中（图 2-12）。

主治　月经不调、遗精、阳痿、小便频数、便秘、糖尿病、咯血、气喘、咽喉肿痛、牙痛、失眠、耳聋、耳鸣等。

手法　捏揉 30～50 次。

(8) 然谷

位置　足舟骨粗隆下缘凹陷中（图 2-12）。

主治　月经不调、带下、遗精、糖尿病、腹泻、咯血、咽喉肿痛、小便不利等。

手法　按揉 10～30 次。

(9) 涌泉

位置　于足底（去趾）前 1/3 处，足趾跖屈时呈凹陷处（图 2-13）。

主治　头痛、头昏、失眠、目眩、咽喉肿痛、失音、便秘、小便不利、小儿惊风、癫狂、昏厥等。

手法　按揉 50～100 次，或擦热为止。

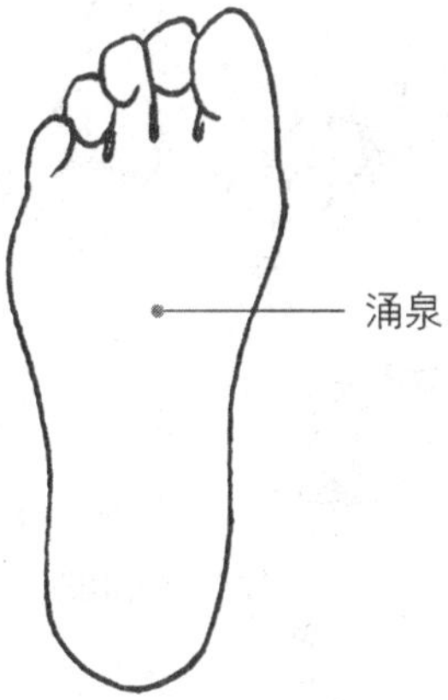

图 2-13

◆足部反射区的位置、主治和手法

(1) 肾上腺反射区

位置　位于双脚脚掌第一跖骨与趾趾关节所形成的“人”字形交叉的稍外侧（图 2-14）。

主治　肾上腺机能亢进、低下，心律不齐、糖尿病、各种炎症、风湿病、关节炎等。

手法　单指扣拳法。吸定按摩 5～10 次。按压时节奏稍慢，渗透力强，以出现酸、胀、痛为宜。

(2) 肾反射区

位置　双脚脚掌第一跖骨与趾趾关节所形成的“人”字形交叉后方中央陷凹处（图 2-14）。

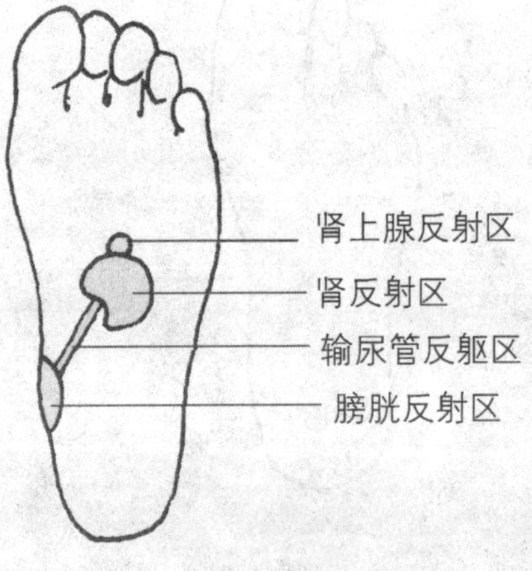

图 2-14

主治　肾脏疾病（如肾炎、肾结石、肾肿瘤、肾功能不全等）、高血压、贫血、慢性支气管炎、骨折、斑秃、耳鸣、眩晕、水肿等。

手法　用单食指扣拳法或握足扣指法，由足趾向足跟方向按摩3～5次，长约1寸。要求按摩节奏稍慢，渗透力要强。

(3) 输尿管反射区

位置　位于双脚脚掌自肾脏反射区至膀胱反射区之间，呈弧线状的一个区域（图2-14）。

主治　输尿管结石、尿道炎症、输尿管积水狭窄、排尿困难、泌尿系统感染等。

手法　用单食指扣拳法，由足趾端向足跟刮压至膀胱区。力度均匀，不可滑脱。

(4) 膀胱反射区

位置　位于内踝前下方，双脚脚掌内侧舟骨下方，拇展肌侧旁（图2-14）。

主治　治疗肾、输尿管、膀胱结石、膀胱炎及其他泌尿系统的疾患。

手法　用单食指扣拳法加适当压力，向内或外旋转60°，或定点按压。力度不要太大。

(5) 额窦反射区

位置　十个脚趾的趾端，右边额窦在左脚，左边额窦在右脚（图2-15）。

主治　前头痛、头顶痛，眼、耳、鼻和鼻窦的疾患。

手法　单食指扣拳法，用一手固定足趾，从母趾的额窦外缘向内按摩3～5次。其余足趾的额窦由足尖向足跟按摩3～5次。

(6) 垂体反射区

位置　位于双脚拇趾趾腹中央部位（图 2-15）。

主治　内分泌失调的疾患如甲状腺、甲状旁腺、肾上腺、性腺、脾、胰腺功能失调，小儿生长发育不良、遗尿、更年期综合征等疾病。

手法　握足扣指法，吸定按揉 5～10 次，稍用力，有酸痛感为宜。

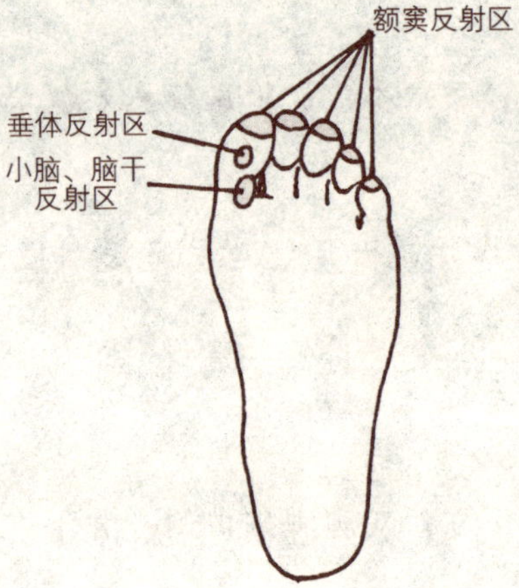

图 2-15

(7) 小脑、脑干反射区

位置　位于双脚拇趾趾腹根部靠近第二节趾骨处。右半部小脑及脑干的反射区在左脚，左半部小脑及脑干的反射区在右脚（图 2-15）。

主治　头痛、头晕、失眠、记忆力减退及小脑萎缩引起的病变、共济失调如帕金森氏综合征。

手法　用扣指法，直接由足尖向足跟按压 5～10 次。

(8) 头部（大脑）反射区

位置　位于双脚拇趾趾腹全部，右半球大脑的反射区在左脚上，左半部大脑的反射区在右脚上（图 2-16）。

主治　头痛、头晕、头昏、失眠、高血压、脑血管病变、脑性偏瘫、视觉受损、神经衰弱等。

手法　单食指扣拳法，由脚拇趾顶端向足跟压刮 3～5 次。

(9) **鼻反射区**

位置　位于双脚拇趾趾腹内侧自拇趾趾甲的根部延伸到第一趾间关节前的部位。右鼻的反射区在左脚上，左鼻的反射区在右脚上（图 2-16）。

主治　急、慢性鼻炎，鼻窦炎，鼻息肉及上呼吸道疾患等。

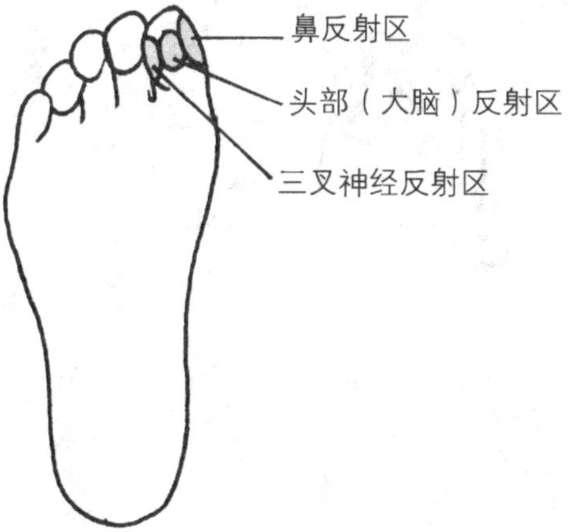

图 2-16

手法　用扣指法或捏指法，足内侧的鼻反射区由足根向足尖方向刺激 3～5 次。足拇趾背的鼻反射区由内向外刺激 3～5 次。

(10) **眼反射区**

位置　位于双足第二趾与第三趾根部（包括脚底和脚背两个位置），右眼反射区在左脚上，左眼反射区在右脚上（图 2-17）。

主治　结膜炎、角膜炎、近视、老花眼、青光眼、白内障等眼疾和眼底的病变。

手法　由足底第二、三足趾掌面推按3～5次。

(11) 耳反射区

位置　双脚第四、五趾根部（包括脚底和脚背两个位置），右耳反射区在左脚上，左耳反射区在右脚上（图2-17）。

主治　各种耳疾（中耳炎、耳鸣、耳聋等）及鼻咽癌、眩晕、晕车、晕船等。

手法　由足底第四、五趾掌面推按3～5次。

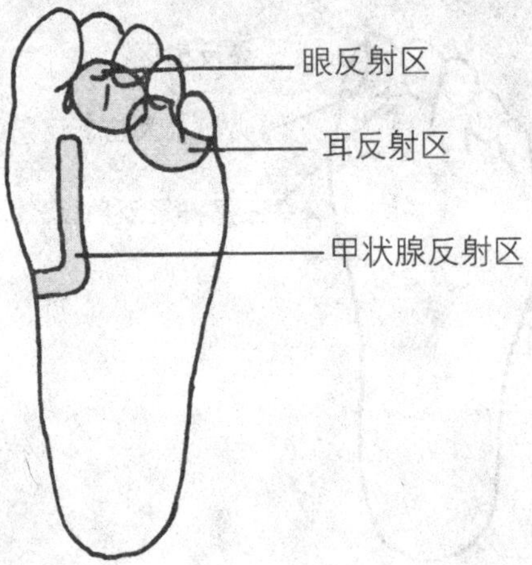

图2-17

(12) 甲状腺反射区

位置　位于双脚脚底第一跖骨与第二跖骨之间，成带状（图2-17）。

主治　甲状腺本身的疾患（如甲状腺机能亢进、甲状腺机能减退、甲状腺炎、甲状腺肿大等），能促进小孩长高，治疗心脏病、肥胖症等。

手法　由足跟向趾端方向孤形压刮3～5次。

(13) **心脏反射区**

位置　左脚掌第4、5跖骨之间中段的小凹陷中（图2-18）。

主治　心绞痛、心肌梗死、心力衰竭的恢复期、心律不齐、心功能不全、静脉曲张、静脉炎、失眠、多梦、手足心汗等。

手法　对虚弱的人用单指扣拳法，由足跟端向足趾端方向压刮（补法）。对外表强壮的人，则由足趾端向足跟端方向压刮（泻法）。

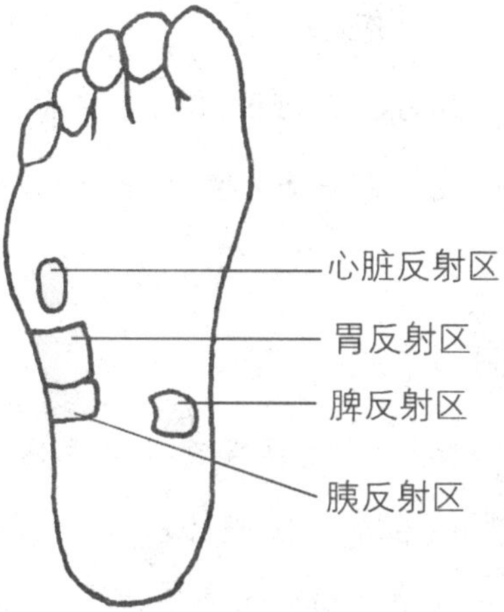

图2-18

(14) **胃反射区**

位置　位于双脚脚掌第一跖趾关节后方（向脚跟方向）约一横指幅度（图2-18）。

主治　胃部疾患（如胃炎、胃溃疡、胃胀气、胃肿瘤、胃下垂等）、消化不良、胰腺炎、糖尿病、胆囊疾患等。

手法　单指扣拳法或捏指法，由脚趾向脚跟方向，由轻渐重推压3～5次。

(15) 胰反射区

位置　双脚脚掌内侧，在胃和十二指肠反射区之间（图 2-18）。

主治　胰腺本身的疾病（如胰腺炎、胰腺肿瘤等）、消化不良和糖尿病。

手法　捏指法，由脚趾向脚跟方向推压 3～5 次。

(16) 脾反射区

位置　位于左脚脚掌第四、五跖骨之间，心脏反射区后（向脚跟方向）的一横指处（图 2-18）。

主治　发热、炎症、贫血、高血压、肌肉酸痛、舌炎、唇炎、食欲不振、消化不良、皮肤病、增强免疫力及抗癌能力等。

手法　单指扣拳法，按揉 5～10 次，力度适中。

(17) 十二指肠反射区

位置　位于双脚脚掌第一跖骨与楔骨关节方向（向脚趾方向），胃及胰脏反射区的后方（图 2-19）。

主治　十二指肠疾病（十二指肠炎、十二指肠溃疡、十二指肠憩室等）、腹部饱胀、消化不良等。

手法　单指扣拳法，由脚趾向脚跟方向推压 3～5 次。

(18) 小肠反射区

位置　双脚掌足弓向上隆起所形成的凹陷区域，被大肠（盲肠、升结肠、横结肠、降结肠、乙状结肠及直肠）反射区所包围（图 2-19）。

主治　胃肠胀气、腹泻、腹痛、便秘、急慢性肠炎以及心脏方面的疾病等。

手法　多指扣拳法，4 指弯曲，同时由足趾端向足跟端压刮3～5次。

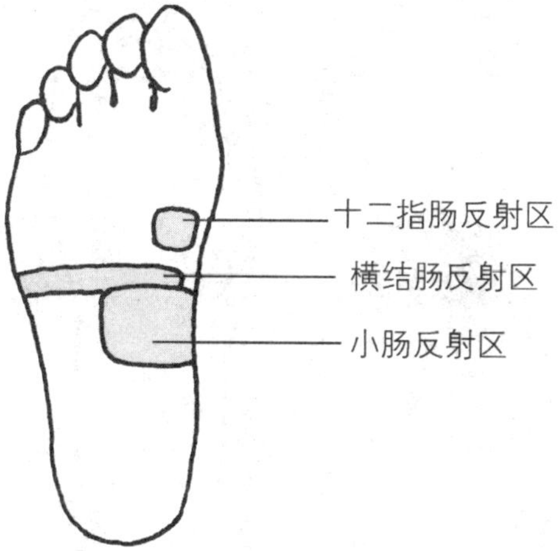

图 2-19

(19) **横结肠反射区**

位置　位于双脚掌中线上，横越脚掌呈一条带状区（图 2-19）。

主治　腹泻、腹痛、肠炎、便秘等。

手法　单食指扣拳法，按顺时针方向压刮，左足由内向外，右足由外向内，各 3～5 次。

(20) **肝反射区**

位置　位于右脚脚掌第四、五跖骨间肺反射区的后方（向脚跟方向）（图 2-20）。

主治　肝炎、肝硬化、中毒性肝炎、肝功能不全、高血脂、扭伤、眼疾、眩晕、指甲方面的疾病、肾脏疾患等。

手法　双指扣拳法，自足跟向趾端压刮 3～5 次。

(21) **胆囊反射区**

位置　右脚脚掌第三、四跖骨间，肝反射区内（图 2-20）。

主治　胆囊炎、胆结石、失眠、惊恐不宁、痤疮等。

手法　单指扣拳法，吸定按揉 5～10 次。

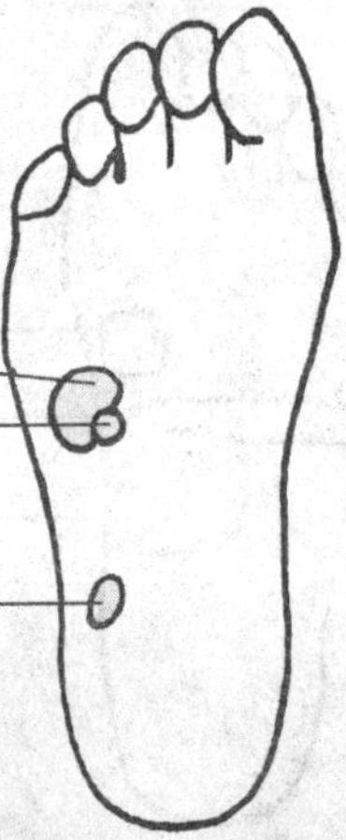

图 2-20

(22) 盲肠及阑尾反射区

位置 位于右脚脚掌跟骨前缘靠近外侧，与小肠及升结的反射区连接（图 2-20）。

主治 阑尾炎、下腹胀气等。

手法 单指扣拳法，点按压 3～5 次。

(23) 腹腔神经丛反射区

位置 位于双脚脚掌中心，分布在胃和肾反射区的周围（图 2-21）。

主治 胃肠神经功能症，肠功能紊乱、生殖系统疾病、更年期综合征等。

手法 双指扣拳，由上向下压刮。力度均匀，稍慢。

(24) 回盲瓣反射区

位置 位于右脚脚掌跟骨前缘靠近外侧，盲肠反射区前（图 2-21）。

主治 下腹胀气、回盲瓣功能失常等。

手法 单指点压 3～5 次。

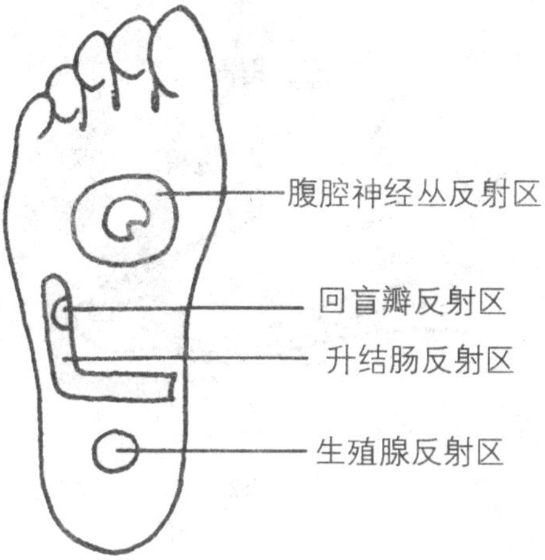

图 2-21

(25) **升结肠反射区**

位置　位于右脚掌小肠反射区外侧（图 2-21）。

主治　结肠炎、便秘、腹泻、便血、结肠肿瘤等。

手法　单指扣拳，由脚跟向脚趾方向用力压刮 3～5 次。

(26) **生殖腺反射区**

位置　双足跟正中央（图 2-21）。

主治　性功能低下、阳痿、早泄、不育、不孕症、月经不调、痛经、更年期综合征等。

手法　单食指扣拳点压 3～5 次，或用按摩棒刺激该部位。

(27) **腰椎反射区**

位置　位于双脚足弓内侧缘，楔骨至舟骨下方上接胸椎反射区下接骶骨反射区（图 2-22）。

主治　腰背酸痛、腰肌劳损、腰椎间盘突出、腰椎骨质增生、坐骨神经痛以及腰椎之各种病变。

手法　捏指法，由足趾端向足跟方向推压 3～5 次。

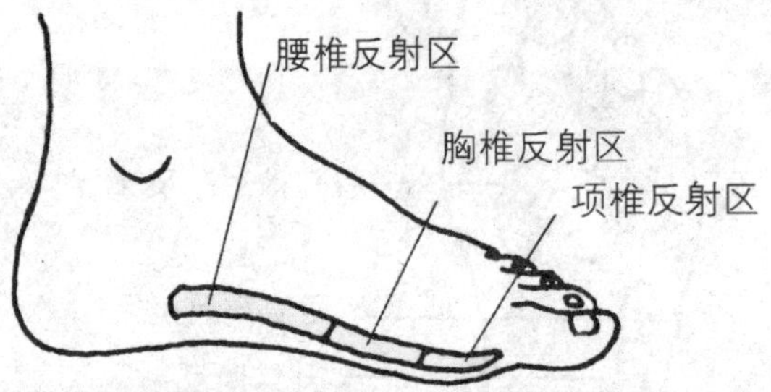

图 2-22

(28) **胸椎反射区**

位置 位于双脚足弓内侧缘跖骨下方从跖骨趾关节直到楔骨关节止(图 2-22)。

主治 背痛及背部各种病症、胸椎间盘突出及胸椎各种病变。

手法 捏指由足趾端向足跟方向推压 3～5 次。

(29) **项椎反射区**

位置 位于双脚拇趾根部内侧横纹尽头处(图 2-22)。

主治 颈项酸痛、颈项僵硬、落枕、颈椎病、颈椎骨质增生等。

手法 扣指法自上而下压刮 3～5 次。

(30) **前列腺、子宫反射区**

位置 位于脚跟骨内侧，踝骨后下方的三角形区域，前列腺或子宫的敏感点在三角形直角顶点附近，子宫颈的敏感点在三角形斜边的上段，尿道及阴道反射区的尽头处(图 2-23)。

主治 前列腺肥大、前列腺癌、尿频、排尿困难、尿道痛、子宫内膜炎、子宫肌瘤、子宫内膜异位症、子宫发育异常、痛经、子宫癌、子宫下垂、白带过多、高血压等疾患。

手法　单食指刮压法，拇指固定于足底，用屈曲的食指桡侧缘自足跟向足尖刮压3～5次；前列腺或子宫的敏感点：单食指扣拳法，定点按揉3～5次。

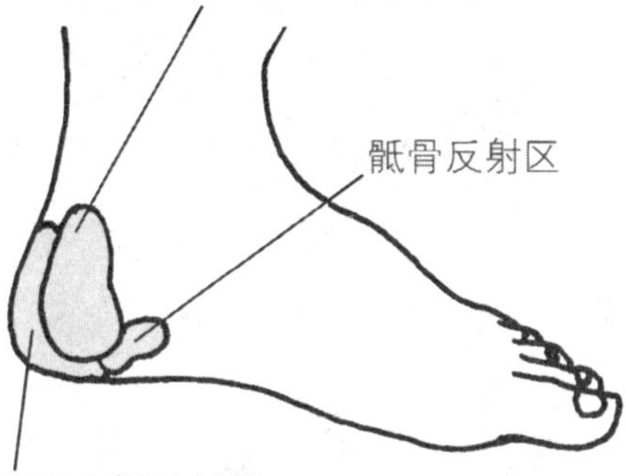

图 2-23

(31) **尾骨内侧反射区**

位置　位于双脚掌内侧、沿跟骨结节向后方内侧的一带状区域（图2-23）。

主治　坐骨神经痛、尾骨受伤后遗症和生殖系统疾病、腹泻、痔疮等。

手法　单食指扣拳法，起于跟骨粗隆（跟腱附着处），沿后正中线至跟骨后缘赤白肉际处，再由跟腱向足跟按摩，然后再由足跟向足尖方向按摩，压刮3～5遍。

(32) **骶骨反射区**

位置　位于尾骨内侧反射区前，腰椎反射区后（图2-23）。

主治　骶椎骨质增生、骶骨受伤、坐骨神经痛、腰关节伤痛等。

手法　扣指自上而下压刮 3～5 次。

(33) 尿道及阴道反射区

位置　男性的尿道和女性的阴道反射区位置在双足的足跟内侧，自膀胱反射区斜向后上方一带状区域（图 2-24）。

主治　常用于治疗尿道及阴道各种疾患，如阴道炎、尿道炎、膀胱炎、尿道感染、遗尿、排尿困难、前列腺炎、前列腺肥大、尿频、尿痛、尿急、尿涩等。尤其对阴道炎、尿道炎效果尤佳。

手法　用拇指的指腹或食指的指关节侧缘向足心刮按 10～30 次。

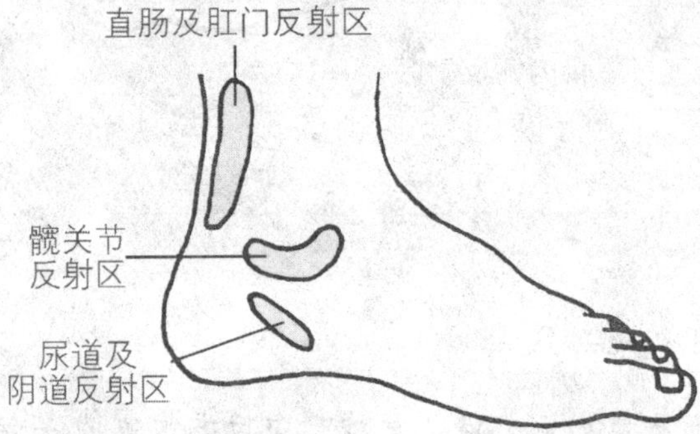

图 2-24

(34) 髋关节反射区

位置　位于双足的足内侧内踝下缘，以及足外侧外踝下缘处（图 2-24）。

主治　常用于治疗髋关节炎、坐骨神经痛、腰背痛、髋关节脱臼、下肢瘫痪等。

手法　以拇指的指腹或指端，沿内踝、外踝下缘向后推按10～15下或3分钟。力度轻重可视病情而定。

(35) 直肠及肛门反射区

位置　位于胫骨内侧后方，趾长屈肌腱间，从踝骨后方向上延伸四横指长度带状区域（图2-24）。

主治　痔疮、直肠癌、便秘、直肠炎、静脉曲张等。

手法　用拇指的指腹，由脚跟向上推按10～15次。

(36) 下腹部反射区

位置　位于双脚腓骨外侧后方，自脚外侧踝后起向上延伸四横指的带状凹陷区域（图2-25）。

主治　痛经、月经期紧张、月经周期不规则、男女腹部冷痛、性冷淡以及其他生殖系统的疾病。

手法　用拇指指腹，由脚跟处向上推按10～15次力度轻重可视病情而定。

(37) 膝关节反射区

位置　位于双脚外侧骰骨与跟骨前缘所形成的凹陷处（图2-25）。

主治　膝关节受伤、膝关节炎、膝关节痛、半月板损伤、肘关节病变等。

手法　单指扣拳按揉5～10次。

(38) 肘关节反射区

位置　位于双脚外侧第五跖骨粗隆凸起的前、后两侧（图2-25）。

主治　肘关节外伤、脱臼、网球肘、肘关节酸痛、膝关节痛等。

手法　双指扣拳在第五跖骨基底的两侧及正中突起处各按压5～10次。

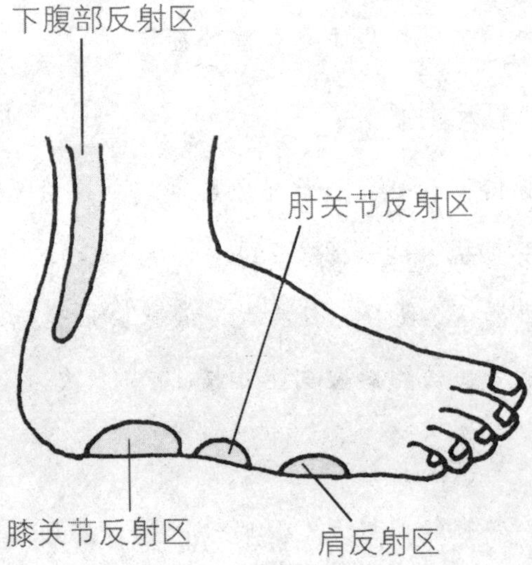

图 2-25

(39) **肩反射区**

位置 位于双脚脚掌外侧第五跖趾关节处（图 2-25）。

主治 肩周炎、手臂无力、手麻、肩酸痛等。

手法 单食指扣拳法，可在关节突起的足背缘、正中、足掌缘由足趾向足跟方向各压刮 3～5 次。

(40) **上颌反射区**

位置 位于双脚脚背拇趾趾间关节横纹远侧带状区域（图 2-26）。

主治 牙周炎、牙龈炎、牙痛、上颌关节炎、打鼾等。

手法 扣指法，由内向外推压 3～5 次。

(41) **下颌反射区**

位置 位于双脚脚背拇趾趾间关节横纹近侧带状区域（图 2-26）。

主治 龋齿、牙周炎、牙龈炎、牙痛、下颌发炎、下颌关节炎、打鼾等。

手法　扣指法，由内向外推压 3～5 次。

(42) 扁桃腺反射区

位置　位于双脚脚背拇趾第二节上，肌腱的左右两旁（图 2-26)。

主治　上呼吸道感染、扁桃体本身的疾病（扁桃体肥大、化脓等)，有消炎、增加抵抗能力和抗癌之功能。

手法　双手扣指，定点按揉 3～5 次，力度适中。

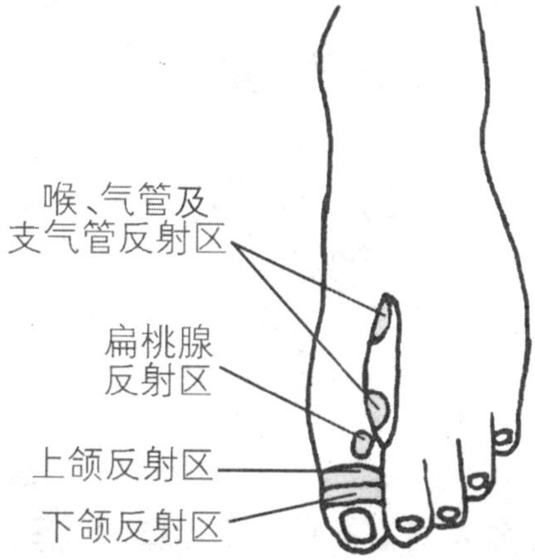

图 2-26

(43) 喉、气管及支气管反射区

位置　位于双脚脚背第一第二跖趾关节处（图 2-26)。

主治　气管炎、咽喉炎、咳嗽、气喘、感冒等。

手法　扣指法，用拇指指端向足拇趾侧用力分别按揉突起处及前、后方的小凹陷3～5次；再用捏指法沿骨骼边缘由足趾端向足跟推压带状区域 3～5 次。

(44) 胸反射区（女性称乳房反射区）

位置　位于双脚背第 2、3、4 跖骨之间的中央区域（图 2-27)。注意：胸部反射区与足底的腹腔神经丛反射区相对称。

主治　乳腺炎、乳腺增生、乳腺癌、胸闷、胸痛、食道疾患等。注意：此反射区对于女性的乳房疾病有较好的诊治作用。

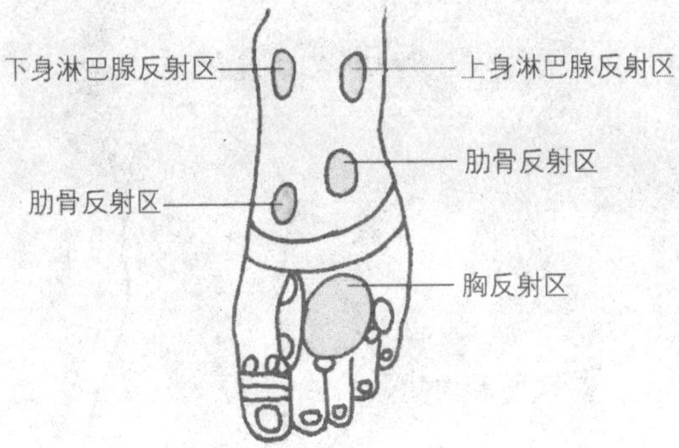

图 2-27

手法　双拇指捏指法，双手拇指指腹压住反射区，由足趾向踝关节方向推压 3～5 次，此手法也称推胸法。

(45) 上、下淋巴腺反射区

位置　上身淋巴腺：位于双脚外踝前下方的凹陷中。下身淋巴腺：位于双脚内踝前下方的凹陷处（图 2-27)。

主治　各种炎症、发烧、水肿、囊肿、肌瘤、踝部肿胀、抗体缺乏、癌症、蜂窝组织炎等，能增强免疫和抗癌能力。

手法　双手单食指扣拳法，用双手食指中节指骨背压入凹陷中，达到有酸胀感而无刺痛为佳，反复吸定按揉 3～5 次。或用捏指法，以拇指腹吸定按揉 3～5 次。

(46) 肋骨（也称内、外肋骨）反射区

位置　内肋：双脚背第1、2楔骨与舟骨间的小凹陷中。外肋：双脚背第3楔骨与骰骨、舟骨之间的小凹陷中（图2-27）。

主治　肋骨各种病变，如胸闷、岔气、肋膜炎等。

手法　双拇指捏指法，在两个小凹陷定点按揉3～5次。

第三章

中药浴足，捍卫健康“三字经”

从小到大，人人都有无数难念的经：驰骋商场要念“生意经”，挣钱不一定就能存住钱；家庭经济建设要念“理财经”，而赚了钱不能为富不仁；为人处世上的智慧要念“道德经”。其实，除此之外，人人都还该念一本健康的“三字经”。

◆抗衰老，中药浴足助返老还童

方1　银杏叶水抗衰老

配方　银杏叶100克，槐花、菊花各35克，丹参22克。

用法　将上药加清水适量，浸泡20分钟，煎数沸，取药液与1500

毫升开水同入脚盆中，趁热熏蒸，待温度适宜时泡洗双脚，每天2次，每次40分钟，15天为1疗程。

功效　软化血管，降低血脂，防治衰老。适用于冠状动脉粥样硬化、高脂血、高血压等多种老年病。

方2　五子地黄水抗衰老

配方　覆盆子、菟丝子、熟地黄各30克，车前子、五味子各18克，枸杞子15克。

用法　将上药加清水2000毫升，煎至水剩1500毫升时，澄出药液，倒入脚盆中，先熏蒸，待温度适宜时泡洗双脚，每晚临睡前泡洗1次，每次40分钟，20天为1疗程。

功效　滋补肝肾，改善性功能，防治衰老。适用于性功能减退及年老体弱等。

方3　黄精水抗衰老

配方　黄精100克。

用法　将上药加清水适量，煎煮30分钟，去渣取汁，取一杯代茶频服，余下药液与2000毫升开水一起倒入盆中，先熏蒸，待温度适宜时泡洗双脚，每天1次，每次熏泡40分钟，10天为1疗程。

功效　推迟衰老，健身延寿。适用于少气无力、行动迟缓、精神倦怠，中气不足的老年人。

方4　首乌菊花水抗衰老

配方　制首乌20克，白菊花15克，生地10克，当归、枸杞子各5克。

用法　将上药加清水适量，煎煮30分钟，去渣取汁，与2000毫升开水一起倒入盆中，先熏蒸，待温度适宜时泡洗双脚，每天早、晚各1次，每次熏泡40分钟。

功效　养肝明目，乌发延寿。适用于眼目昏花、头发早白、早衰等症。

◆促性欲，中药浴足享性福生活

方1　香附合欢皮水促进性欲

配方　香附、合欢皮、苏罗子、路路通各15克，广郁金、焦白术、炒乌药、陈皮、炒枳壳各5克。

用法　将上药加清水适量，煎煮30分钟，去渣取汁，与2000毫升开水一起倒入盆中，先熏蒸，待温度适宜时泡洗双脚，每天1次，每次熏泡40分钟，10天为1疗程。

功效　适用于情志抑郁、肝气不舒所致的性欲低下症。

方2　急性子葱白水促进性欲

配方　急性子、葱白、元胡、麦冬各10克，乌药20克。

用法　将上药加清水适量，煎煮30分钟，去渣取汁，与2000毫升开水一起倒入盆中，先熏蒸，待温度适宜时泡洗双脚，每天早、晚各1次，每次熏泡40分钟，10天为1疗程。

功效　温中通阳。适用于性欲低下症。

方3　二子红茶水促进性欲

配方　韭菜子50克，菟丝子25克，红茶3克。

用法　将上药加清水2000毫升，煎至水剩1500毫升时，澄出药液，倒入脚盆中，先熏蒸，待温度适宜时泡洗双脚，每晚临睡前泡洗1次，每次40分钟，20天为1疗程。

功效　温肾补阳，促进性欲。适用于性功能减退。

方4　杜仲锁阳水促进性欲

配方　杜仲30克，锁阳20克，桑寄生15克，枸杞子、桂枝各10克。

用法　将上药加清水适量，浸泡20分钟，煎数沸，取药液1500毫升开水同入脚盆中，趁热熏蒸，待温度适宜时泡洗双脚，每天2次，每次40分钟，15天为1疗程。

功效　温补肾阳，填充精血。适用于性欲低下症。

方5　当归白芍水促进性欲

配方　当归、白芍各15克，蜈蚣2只，甘草10克。

用法　将上药加清水适量，煎煮30分钟，去渣取汁，与2000毫升开水一起倒入盆中，先熏蒸，待温度适宜时泡洗双脚，每天早、晚各1次，每次熏泡40分钟，10天为1疗程。

功效　培补气血，疏肝通络。适用于性欲低下症。

方6　二仙巴戟天水促进性欲

配方　仙灵脾50克，仙茅、巴戟天各35克，精盐10克。

用法　将上药中的前3味加清水适量，煎煮30分钟，去渣取汁，与2000毫升开水一起倒入盆中，纳入精盐，先熏蒸，待温度适宜时泡洗双脚，每天1次，每次熏泡40分钟，10天为1疗程。

功效　温肾补阳，促进性欲。

◆调抑郁，中药浴足除心灵尘埃

方1　青皮柴胡水消除抑郁

配方　青皮、柴胡各60克，枳壳20克。

用法 将上药加清水适量，煎煮30分钟，去渣取汁，与2000毫升开水一起倒入盆中，先熏蒸，待温度适宜时泡洗双脚，每天1次，每次熏泡40分钟，10天为1疗程。

功效 理气通络，疏肝解郁。适用于情绪抑郁，两胁胀痛等。

方2 石菖蒲女贞子水消除抑郁

配方 石菖蒲、女贞子、旱莲草、白芍各13克，酸枣仁18克，白术、川芎、玫瑰花各9克。

用法 将上药加清水适量，浸泡20分钟，煎数沸，取药液与1500毫升开水同入脚盆中，趁热熏蒸，待温度适宜时泡洗双脚，每天2次，每次40分钟，15天为1疗程。

功效 疏肝解郁。适用于心烦意乱，情绪抑郁等。

方3 二芍柴胡水消除抑郁

配方 赤芍、白芍、柴胡、生地、茯苓各18克，当归15克，苍术、甘草各10克。

用法 将上药加清水适量，煎煮30分钟，去渣取汁，与2000毫升开水一起倒入盆中，先熏蒸，待温度适宜时泡洗双脚，每天1次，每次熏泡40分钟，10天为1疗程。

功效 疏肝解郁，健脾和营。适用于心情抑郁，两胁胀痛等。

方4 地榆三皮水消除抑郁

配方 地榆、五加皮、合欢皮、柴胡各22克，丹皮、元胡各18克，当归、杜仲、远志各9克。

用法 将上药加清水适量，煎煮30分钟，去渣取汁，与2000毫升开水一起倒入盆中，先熏蒸，待温度适宜时泡洗双脚，每天早、晚各1次，每次熏泡40分钟，10天为1疗程。

功效 疏肝解郁。适用于情绪忧郁，心烦意乱，失眠多梦等症。

方5　三橘水消除抑郁

配方　橘皮100克，橘核50克，橘络8克。

用法　将上药加清水适量，浸泡20分钟，煎数沸，取药液与1500毫升开水同入脚盆中，趁热熏蒸，待温度适宜时泡洗双脚，每天2次，每次40分钟，15天为1疗程。

功效　理气通络，疏肝解郁。适用于心情忧郁，胸胁胀满等症。

◆美容颜，中药浴足可成就美丽

方1　茶叶水美容

配方　茶叶适量。

用法　将上药加清水适量，煎煮30分钟，与2000毫升开水一起倒入盆中，先熏蒸，待温度适宜时泡洗双脚，每晚1次，每次熏泡40分钟，可以长期使用。

功效　护肤美容。尤其适用于皮肤干燥者，长期使用可令皮肤光滑细嫩。

方2　二花川芎水美容

配方　桃花、杏花、川芎各35克。

用法　将上药加清水适量，浸泡20分钟，煎数沸，取药液与1500毫升开水同入盆中，趁热熏蒸擦洗面部，待温度适宜时泡洗双脚，每天2次，每次40分钟。

功效　清热凉血，活血润肤。适用于面色无华，皮肤粗糙、干燥，面部色素沉着。

方3　橘皮瓜子水美容

配方　橘皮、白瓜子各45克，桃花60克。

用法　将上药加清水2000毫升，煎至水剩1500毫升时，澄出药液取一杯饭后内服，余下药液倒入盆中，先熏蒸面部，待温度适宜时泡洗双脚，每晚临睡前泡洗1次，每次40分钟，20天为1疗程。

功效 祛瘀活血，白嫩皮肤。

方4 当归桂圆水美容

配方 当归35克，桂圆肉20克。

用法 将上药加清水适量，煎煮30分钟，去渣取汁，与2000毫升开水一起倒入盆中，先熏蒸擦洗面部，待温度适宜时泡洗双脚，每天早、晚各1次，每次熏泡40分钟。

功效 养血益颜。适用于黑色素沉着，皮肤老化等。

方5 白芍红花水美容

配方 白芍、红花、香附、党参、白术、生地、当归各10克，北沙参15克，茯苓、川芎、广木香各6克。

用法 将上药加清水适量，煎煮30分钟，去渣取汁，取一杯内服，余下药液与2000毫升开水一起倒入盆中，先熏蒸擦洗面部，待温度适宜时泡洗双脚，每天3次，每次熏泡40分钟，20天为1疗程。

功效 养血美容，祛面部雀斑。

方6 当归山楂水美容

配方 当归、山楂各16克，白藓皮、白蒺藜各12克。

用法 将上药加清水适量，煎煮30分钟，去渣取汁取一杯代茶频饮，余液与2000毫升开水一起倒入盆中，先熏蒸擦洗面部，待温度适宜时泡洗双脚，每天早、晚各1次，每次熏泡40分钟，10天为1疗程。

功效 补血疏肝，散郁祛瘀。适用于面部黄褐斑。尤其适用于产后或服用避孕药而使面部长黄褐斑的妇女。

方 7 丝瓜络茯苓水美容

配方 丝瓜络、白茯苓、白僵蚕、白菊花各 10 克，珍珠母 20 克，玫瑰花 2 朵（鲜品），红枣 10 枚。

用法 将上药加清水适量，浸泡 20 分钟，煎数沸，取药液一杯温服，余下药液与 1500 毫升开水同入盆中，趁热熏蒸擦洗面部，待温度适宜时泡洗双脚，每天 2 次，每次 40 分钟，15 天为 1 疗程。

功效 养肝健脾，润颜消斑。适用于面部蝴蝶斑。

◆高智商，中药浴足助健脑益智

方 1 四味首乌水健脑益智

配方 制首乌 35 克，夜交藤、熟地黄各 30 克，刺五加 25 克。

用法 将上药加清水 2000 毫升，煎至水剩 1500 毫升时，澄出药液，倒入脚盆中，先熏蒸，待温度适宜时泡洗双脚，每晚临睡前泡洗 1 次，每次 40 分钟，20 天为 1 疗程。

功效 健脑益智，安神通窍。适用于记忆力减退，反应迟钝等症。

方 2 黑豆枸杞水健脑益智

配方 黑豆 100 克，枸杞子 20 克，小红枣 20 枚。

用法 将上药加清水适量，煎煮 30 分钟，去渣取汁，与 2000 毫升开水一起倒入盆中，先熏蒸，待温度适宜时泡洗双脚，每天 1 次，每次熏泡 40 分钟，10 天为 1 疗程。

功效 滋养肝肾，补益心脾。适用于记忆力减退兼见视力下降、神疲乏力等症。

方3　丹参山药水健脑益智

配方　丹参、山药各50克，远志、五味子各25克。

用法　将上药加清水适量，煎煮30分钟，去渣取汁，与2000毫升开水一起倒入盆中，先熏蒸，待温度适宜时泡洗双脚，每天早、晚各1次，每次熏泡40分钟，20天为1疗程。

功效　健脑益智，安神通窍。适用于记忆力减退。

方4　枸杞酸枣仁水健脑益智

配方　枸杞子、酸枣仁各50克。

用法　将上药加清水2000毫升，煎至水剩1500毫升时，澄出药液，倒入脚盆中，先熏蒸，待温度适宜时泡洗双脚，每晚临睡前泡洗1次，每次40分钟，20天为1疗程。

功效　健脑明目，补养肝肾。适用于记忆力减退，失眠神疲等症。

方5　二地二子水健脑益智

配方　地骨皮25克，熟地黄、五味子、菟丝子、远志各22克，川芎、石菖蒲各16克。

用法　将上药加清水适量，浸泡20分钟，煎数沸，取药液与1500毫升开水同入脚盆中，趁热熏蒸，待温度适宜时泡洗双脚，每天2次，每次40分钟，15天为1疗程。

功效　健脑益智，安神定志。适用于健忘，心悸失眠等症。

◆去紧张，中药浴足防恐过伤肾

方1　小麦茯苓水消除紧张

配方　小麦50克，茯苓15克，知母13克，甘草10克，大枣

20枚。

用法 将上药加清水适量，浸泡20分钟，煎数沸，取药液与1500毫升开水同入脚盆中，趁热熏蒸，待温度适宜时泡洗双脚，每天2次，每次30分钟。

功效 养心安神。适用于心神不安，精神恍惚等症。

方2 丹参麦门冬水消除紧张

配方 丹参、麦门冬各22克，远志、元参、全当归、五味子各13克，白茯苓15克。

用法 将上药加清水2000毫升，煎至水剩1500毫升时，澄出药液，倒入脚盆中，先熏蒸，待温度适宜时泡洗双脚，每晚临睡前泡洗1次，每次40分钟。

功效 补心安神，滋阴养血。适用于心神不安，多梦易醒等症。

方3 夜交藤龙骨水消除紧张

配方 夜交藤20克，龙骨、酸枣仁、五味子、石菖蒲各15克，百合、合欢皮各12克，远志、栀子仁各8克，珍珠母、牡蛎各6克。

用法 将上药加清水适量，煎煮30分钟，去渣取汁，与2000毫升开水一起倒入盆中，先熏蒸，待温度适宜时泡洗双脚，每天1次，每次熏泡40分钟。

功效 镇静安眠，清心除烦，养心安神。适用于心神不安，失眠多梦，烦躁心悸等症。

方4 黄百解大枣水消除紧张

配方 黄百解50克，茴心草15克，大枣20克。

用法 将上药加清水2000毫升，煎至水剩1500毫升时，澄出药液，倒入脚盆中，先熏蒸，待温度适宜时泡洗双脚，每晚临睡前泡洗1次，每次40分钟。

功效　适用于心慌心跳、失眠患者。

◆防劳累，中药浴足可消除疲劳

方1　玉竹二黄水消除疲劳

配方　玉竹、黄芪、黄精、枇杷子、党参各16克，白术13克，红花12克。

用法　将上药加清水适量，煎煮30分钟，去渣取汁，与2000毫升开水一起倒入盆中，先熏蒸，待温度适宜时泡洗双脚，每天早、晚各1次，每次熏泡40分钟。

功效　补气健脾，和血益肾。适用于四肢乏力，精神疲惫等症。

方2　茯苓黄精水消除疲劳

配方　茯苓、黄精、玉竹各15克，神曲20克，当归、生地、白芍各10克。

用法　将上药加清水适量，浸泡20分钟，煎数沸，取药液与1500毫升开水同入脚盆中，趁热熏蒸，待温度适宜时泡洗双脚，每天2次，每次40分钟。

功效　补气健脾。适用于倦怠无力，食欲不振等症。

方3　川芎人参叶水消除疲劳

配方　川芎、人参叶各35克。

用法　将上药加清水2000毫升，煎至水剩1500毫升时，澄出药液，倒入脚盆中，先熏蒸，待温度适宜时泡洗双脚，每晚临睡前泡洗1次，每次40分钟。

功效　活血益气。适用于各种疲劳症。

方4　刺五加水消除疲劳

配方　刺五加50克。

用法　将上药加清水适量，煎煮30分钟，去渣取汁，取一半药液代茶频饮，余下药液与2000毫升开水一起倒入盆中，先熏蒸，待温度适宜时泡洗双脚，每天1次，每次熏泡40分钟。

功效　安心神，抗疲劳。

方5　松叶酒水消除疲劳

配方　松叶100克，竹叶50克，蜂蜜60克，白酒1000毫升。

用法　将松叶、竹叶洗净，切碎晾干，与蜂蜜同入白酒中，搅拌均匀，加盖密封浸泡30天即可。每日取20毫升内服、另取50毫升倒入盆中，冲入开水700毫升，趁热熏蒸，待温度适宜时泡洗双脚，每日1次，每次30分钟。

功效　消除疲劳，提神醒脑。

第四章

内科——足疗养生“攘外必先安内”

俗话说“人心隔肚皮”，我们想得更多的是做事，当被纳入健康领域来看的时候，我们猛然会发现：身体内在健康的调理，可谓是近在咫尺，但要去直接进行保健，却发现它们远在天涯。所幸的是，通过足疗，我们就可以从外在的保养着手，去收获内在脏腑的健康。

◆感　冒

感冒俗称“伤风”，四季均可发病。多因气候冷暖失常，风邪病毒侵袭人体所致。引起头痛、发热、鼻塞、流涕、喷嚏、恶寒、四肢酸痛、无汗、咽痒不适、痰稠、咳嗽、口渴、咽痛等症状。

依据所感外邪和症状的不同，感冒又可分为风寒、风热、暑湿等证候。风寒者舌苔白、脉浮紧或浮缓、流涕、恶寒、发热等；风热者恶风、头痛、咽痛、舌苔黄、鼻涕黄、舌尖发红、脉象浮数；暑湿者（夏季多见）头胀痛、沉重、鼻塞、少汗、胸闷、舌苔腻、脉象濡数。流行性感冒与感冒相似，但全身症状较重，具有很强的传染性和流行性，是由流感毒素引起的急性呼吸道传染病，是感冒的一种。本病好发于冬、春季节，常可造成人群流行。由于流感病毒有多种类型，因此，患一种类型的流感后，仍可以再患其他类型的流感。通常分为风寒感冒和风热感冒。

足浴疗法和足部按摩对感冒有很好的效果。

【足浴疗法】

方 1　大葱生姜水治感冒

配方　大葱、生姜各适量。

用法　将上药择净，大葱切段，生姜切片，放入药罐中，加清水适量，浸泡 5～10 分钟后，水煎取汁，放入浴盆中，候温泡脚，每次 40 分钟，每日 2～3 次，每日 1 剂，3 天为 1 个疗程。

功效　发汗解表。适用于风寒感冒。

方 2　风油精水治感冒

配方　风油精 1 小瓶。

用法　将风油精 1 小瓶与开水同入泡脚盆中，先熏蒸，后温洗双脚，每天蒸泡 1 次，每次 30 分钟，每天 1 剂。3 天为 1 个疗程。

功效　辛温解表。主治风寒型感冒。

方3 生姜蒲公英水治感冒

配方 生姜、鲜蒲公英各50克。

用法 将上药加水适量煎汤，待药温适宜时泡脚，每次40分钟，每日2～3次，连续3天。

功效 发汗解表、散寒退热。适用于风寒感冒。

方4 竹叶辣椒水治感冒

配方 竹叶、辣椒根各30克。

用法 煎水取汁，候温泡脚，然后盖被子卧床，微出汗即愈。每次30分钟，每日1～2次。

功效 发汗解表。适用于风寒感冒。

方5 麻黄桂枝水治感冒

配方 生麻黄20克，桂枝30克，细辛10克。

用法 将以上3味药同入锅中加水适量，煎煮2次，每次20分钟，合并滤汁，与开水同入洗脚盆中，先熏蒸，后泡洗双足，每天熏泡1～2次，每次30分钟，每天1剂。3天为1个疗程。

功效 辛温解表。主治风寒型感冒。

方6 银花连翘薄荷水治感冒

配方 银花30克，连翘50克，薄荷30克。

用法 将以上3味药入锅加水适量，煎煮20分钟，与开水同入泡脚盆中，先熏蒸，后泡洗双脚，每天熏泡1～2次，每次30分钟，每天1剂。3天为1个疗程。

功效 辛凉解表，清热解毒。主治风热型感冒。

方7 桑叶菊花水治感冒

配方 桑叶30克，菊花15克，独活、升麻各6克，黑山栀、薄荷各10克。

用法　将上药水煎沸2分钟，去渣取液入洗脚水中，温泡双脚，每次40分钟，每日2次。

功效　疏散风热。治风热感冒。

方8　绿豆麻黄水治感冒

配方　绿豆30克，麻黄10克。

用法　将绿豆与麻黄，用水淘洗一下，放入锅内加水烧开，撇去浮沫，去渣取汁入盆中，温泡40分钟，每天1次，连续3天。

功效　清热解毒。治流感。

方9　羌活苍术水治感冒

配方　羌活、苍术各20克，生姜、明矾、紫苏各10克。

用法　上药加清水3000毫升煎沸后，将药液倒入沐盆内熏蒸，待水温适宜后泡双脚30分钟，每日2～3次。

功效　发汗解表。适用于感冒挟湿者。

方10　荆芥穗板蓝根水治感冒

配方　荆芥穗10克，羌活10克，白芷10克，板蓝根35克，前胡15克，杏仁10克，黄芩15克，生石膏35克，淡豆豉30克。

用法　将上药用温水浸泡15分钟，微火水煎约20分钟，水煎2次，每次煎取药液150～200毫升，合并药液，加开水2500毫升熏蒸双脚，待水温适宜时泡洗，每日3次，每次30分钟。

功效　祛风散寒，清热解毒。主治感冒。

【有效穴位】

金门、申脉、足通谷、京骨、公孙、隐白、厉兑等穴位（图4-1）。

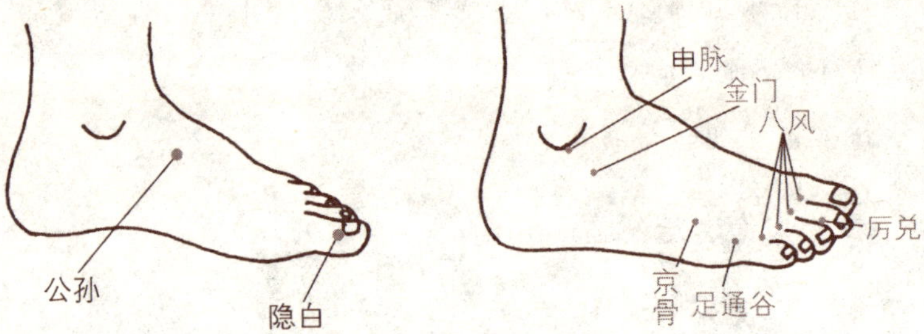

图 4-1

【按摩手法】

1. 捏揉金门、申脉 30～50 次，力度以酸痛为宜；

2. 按揉京骨、足通谷、八风各 30 次，力度稍重；

3. 掐按隐白、厉兑 30～50 次，力度以胀痛为宜。

【有效反射区】

肾上腺、肾、输尿管、膀胱、鼻、肺及支气管等（图 4-2）。

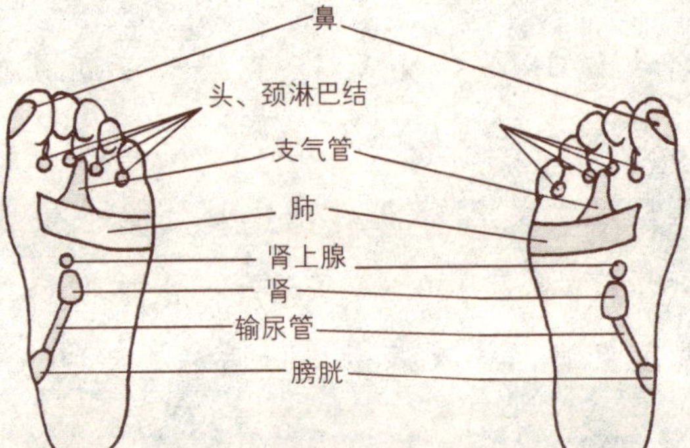

图 4-2

【按摩手法】

1. 依次点按足部肾和肾上腺反射区各 50～100 次，向足跟方向点按，微微酸痛为宜，每日 2 次。

2. 推按足部输尿管反射区30～50次，由足趾向足跟推按，用力要均匀，力量不要太大，以自觉酸胀为佳。

3. 点按足部膀胱、鼻反射区各50～100次。

4. 由足外侧向足内侧推按肺、支气管反射区50～100次。

【生活注意】

加强锻炼身体。随季节增减衣服。避免过度劳累。患病期间少食油腻食物，多喝水，吃清淡食品。

◆咳　嗽

咳嗽是机体对侵入气道病邪的保护性反应。中医将有声无痰称咳，有痰无声称嗽。临床上二者常并见，通称咳嗽。凡外感或内伤导致肺气上逆，便致咳嗽。

中医认为本病多为外邪侵袭，肺气失宣所为，也可由于脏腑功能失调，累及肺脏，肺气失其肃降而发生。凡由外感受邪引起的咳嗽，称外感咳嗽，一般起病多较急，病程较短，常伴有畏寒、发热、头痛等症，当以疏散外邪，宣肺理气为治。凡由脏腑功能失调引起的咳嗽，称为内伤咳嗽，一般起病较慢，往往有较长的咳嗽病史和其他脏腑失调的证候，当以调理脏腑为主。外感咳嗽失治或治之不当，日久不愈，耗伤肺气，易发展为内伤咳嗽。内伤咳嗽，脏腑受损，气血亏虚，常因气候变化或寒冷季节而易感外邪，使咳嗽复发或加剧，日久经年，反复发作或可变生他证，足浴按摩对咳嗽有明显疗效。

【足浴疗法】

方 1　艾叶水治咳嗽

配方　艾叶 50 克，水 2000 毫升。

用法　将艾叶洗净后放入开水中煎服 20 分钟，去渣。将汤液倒入脚盆里，先熏双脚 15 分钟，水温降低后，双脚浸泡其中 30 分钟，每晚浸泡 1 次，连续 7 次。

功效　用治咳嗽。

方 2　荞麦桔梗水治咳嗽

配方　金荞麦 60 克，桔梗、薄荷各 25 克。

用法　将上药入锅加水 2000 毫升，煎煮 20 分钟，去渣取汁，倒入脚盆中，先熏蒸，后泡洗双足，每天熏泡 1 次，每次 40 分钟。5 天为 1 个疗程。

功效　疏风清热，化痰止咳。主治风热咳嗽。

方 3　苏辛麻桂水治咳嗽

配方　苏叶、细辛、麻黄、桂枝各 15 克。

用法　将诸药放入药罐中，加清水适量浸泡 10 分钟后，水煎取汁，放入浴盆中，待温时足浴，每次 30 分钟，每日2～3次，每日 1 剂，5 天为 1 疗程。

功效　疏风散寒，止咳化痰。适用于肺寒咳嗽。

方 4　萝卜葱白水治咳嗽

配方　萝卜 1 个，葱白 6 根，生姜 15 克。

用法　将萝卜切成小片，用水 3 碗先将萝卜煮熟，再放葱白、姜，煮剩 1 碗汤。澄出药液，与 1000 毫升开水同入脚盆中，先熏蒸，待水温适宜时浸泡双脚。每日 2 次，每次 30 分钟。

功效　宣肺解表，化痰止咳。治风寒咳嗽，痰多泡沫，伴畏寒，身倦酸痛等。

方5 鱼腥草杏仁水治咳嗽

配方 鱼腥草50克，杏仁25克。

用法 将上药加水适量，煎煮20分钟，去渣取汁，与2000毫升开水同入泡脚盆中，先熏足，后温洗双足，每天熏泡1次，每次30分钟。6天为1个疗程。

功效 疏风清热，化痰止咳。主治风热咳嗽。

方6 半夏细辛水治咳嗽

配方 姜半夏、麻黄各30克，细辛20克，冰片2克。

用法 将前3味药入锅加水适量，煎煮20分钟，去渣取汁，与2000毫升开水同入脚盆中，再加入碾碎的冰片粉，搅匀即成，先熏蒸，后温洗双脚，每天熏泡2次，每次30分钟。5天为1个疗程。

功效 疏风散寒，化痰止咳。主治风寒咳嗽。

方7 紫苑百部水治咳嗽

配方 紫苑、百部、白前、桔梗各20克，陈皮、荆芥各10克，甘草8克。

用法 将上药加水3000毫升，煎沸10分钟，澄出药液，待温度适宜时泡脚，每天2次，每次30分钟。7天为1疗程。

功效 化痰止咳。适用于咳嗽而咯痰不爽者。

方8 陈皮茯苓水治咳嗽

配方 陈皮、法半夏、茯苓各20克，白芥子、苏子各10克。

用法 将诸药加清水适量浸泡10分钟后，水煎取汁，与1500毫升开水同入盆中，待温度适宜时泡脚，每次30分钟，每日2次，连续5天为1疗程。

功效　理气健脾，止咳化痰。适用于痰湿咳嗽。

方 9　桑叶连翘水治咳嗽

配方　鲜桑叶 500 克，连翘、菊花、牛蒡子各 50 克，前胡 40 克。

用法　将上药加水适量，煎煮 20 分钟，去渣取汁，与 2000 毫升开水同入盆中，先熏蒸，后泡洗双脚，每天熏泡 1 次，每次 40 分钟。5 天为 1 个疗程。

功效　疏风清热，化痰止咳。主治风热咳嗽。

方 10　栀子桃仁水治咳嗽

配方　栀子、桃仁各 30 克，杏仁、胡椒各 20 克。

用法　将上药研细末，用纱布包扎好放入锅内煮沸后，待药温适宜，即可泡洗双脚，每次 20 分钟，每日 2 次，5 天为 1 疗程。

功效　宣肺止咳，化痰行气。主治慢性咳嗽。

【有效穴位】

涌泉、解溪、然谷、太溪等穴位（图 4-3）。

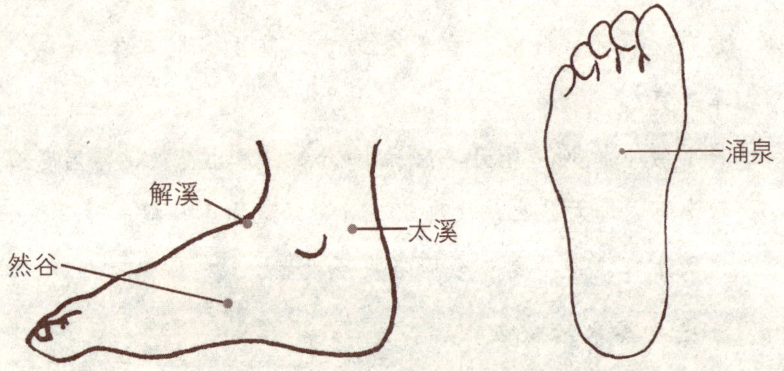

图 4-3

【按摩手法】

单指扣拳，点按涌泉、解溪、然谷、太溪等穴各50～100次，力度适中。

【有效反射区】

肾上腺、肾、输尿管、膀胱、甲状旁腺、喉及气管、肺及支气管、上身淋巴腺、扁桃腺、脾等反射区（图4-4）。

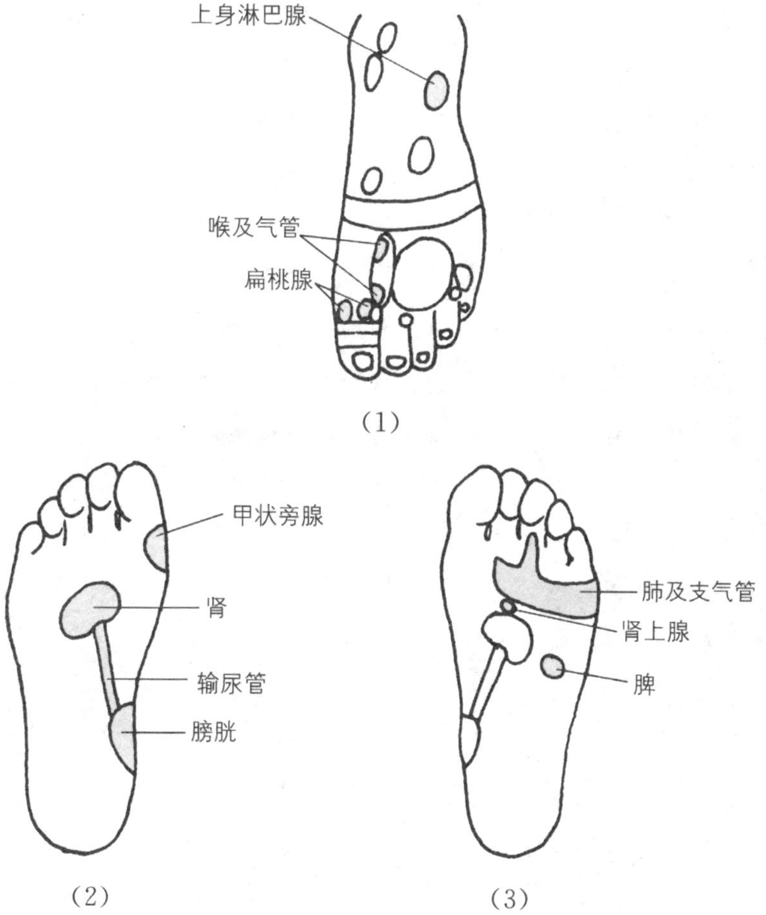

图 4-4

【按摩手法】

1. 肾上腺、肾、输尿管、膀胱、甲状旁腺等反射区每个区按10～30次。

2. 喉及气管、肺及支气管、上身淋巴腺、扁桃腺反射区每个区按50～100次。

3. 肺及支气管、喉及气管、上身淋巴腺和扁桃腺反射区按50～100次。

【生活注意】

咳嗽未愈期间注意饮食调理，可以收到事半功倍的效果。

1. 忌冷、酸、辣食物

冷冻、辛辣食品会刺激咽喉部，使咳嗽加重。因此，咳嗽时不宜吃冷饮或冷冻饮料，从冰箱里取出的牛奶最好加温后再喝。“过敏性咳嗽”的患者更不宜喝碳酸饮料，以免诱发咳嗽发作。酸食常敛痰，使痰不易咳出，以致加重病情，使咳嗽难愈。

2. 宜多喝水

除满足身体对水分的需要外，充足的水分可帮助稀释痰液，使痰易于咳出，并可增加尿量，促进有害物质的排泄。

3. 饮食宜清淡

以新鲜蔬菜为主，适当吃豆制品，荤菜量应减少，可食少量瘦肉或禽、蛋类食品。食物以蒸煮为主。水果可给予梨、苹果、藕、柑橘等，量不必多。

民间有“生梨炖冰糖”治疗咳嗽的习惯，不过这种吃法对咳嗽初起（新咳）是不妥当的。中医认为新咳治疗应以宣、散为主，而冰糖润肺，有遏邪可能。

◆头 痛

头痛是人自我感觉到的一种病症，在临床上较为常见。头痛，既可单独出现，为病；亦可并发于其他疾病中，为症。中医认为，头痛一证，急性为“头痛”，慢性为“头风”。根据临床表现，一般又可分为外感头痛和内伤头痛两大类。急性头痛，多为外感，慢性头痛，多为内伤。

中医认为头痛的病因多因外感（六淫）和内伤（七情）所致。“伤于风者，上先受之”，“高顶之上，唯风可到”。所以，外感头痛，以风邪为多，因“风为百病之长”，为病每多兼挟，故又有风寒头痛、风热头痛、风湿头痛之分。内伤头痛，多因七情内伤、脏腑失调、气血不足所致，故又有肝火头痛、血瘀头痛、血虚头痛、气虚头痛、阴虚头痛、阳虚头痛和痰浊头痛之分。

【足浴疗法】

方 1　羌活防风水治头痛

配方　羌活 50 克，防风 30 克，川芎、藁本、白芷各40 克。

用法　将以上 5 味药入锅加水适量，煎煮 20 分钟，去渣取汁，与 3000 毫升开水同入泡脚盆中，先熏蒸，后泡洗双足，每晚熏泡 1 次，每次 40 分钟。4 天为 1 个疗程。

功效　祛风散寒止痛。主治风寒头痛。

方 2　白芷细辛水治头痛

配方　白芷 30 克，细辛 15 克，冰片 2 克。

用法　上药加清水1000毫升，煎数沸，取药液倒入脚盆内，待温（约45℃）浸泡双足，稍凉即收足揩干。每晚浸足1次，10次为1疗程。

功效　主治风寒头痛。

方3　桑叶菊花水治头痛

配方　冬桑叶40克，黄菊花20克，黑山栀、薄荷各15克，独活、天麻各8克。

用法　上药加水2000毫升煮沸5分钟，待温度适宜时取药液洗脚，反复擦洗。每日早、晚各1次。

功效　祛风，泄热，止痛。主治风热头痛，伴有发热、面红目赤、口渴欲饮、便干等。

方4　薄荷桑叶水治头痛

配方　薄荷、桑叶各40克，冰片2克。

用法　将上药加清水1500毫升，煎沸5分钟，澄出药液，待温度适宜时浸泡双脚。每日1次，10次为1疗程。

功效　主治风热头痛。

方5　桑菊枝草水治头痛

配方　菊花、桑叶、桑枝、夏枯草各30克。

用法　将诸药择净，同放锅中，加清水适量，浸泡5～10分钟后，水煎取汁，放入浴盆中，待温时足浴，每日2次，每次20～30分钟，每日1剂，连续3～5天。若足浴后再配合按摩双足心涌泉穴各100次，疗效更佳。

功效　清热平肝，活血通脉，适用于肝阳上亢所致的头痛。

方6　枸杞叶天麻水治头痛

配方　枸杞叶150克，菊花30克，天麻、钩藤各25克。

用法　将上药入锅加水适量，煎煮20分钟，去渣取汁，与3000毫升开水同入洗脚盆中，先熏蒸后泡洗双足，每晚熏泡1次，每次30分钟。5天为1个疗程。

功效　滋养肝肾，平肝止痛。主治阴虚阳亢型头痛，症见头部昏晕疼痛，时轻时重，烦怒时疼痛厉害，口干，舌质红等症。

方7　党参当归水治头痛

配方　党参、当归各20克，川芎10克。

用法　将上药加清水1500毫升，煎数沸，取药液倒入脚盆内，待水温适宜（约45℃左右）时浸泡双脚。每日1次，8天为1疗程。

功效　适用于气血不足所致的头痛。

方8　藁本蔓荆子水治头痛

配方　藁本、蔓荆子、白芷各20克，细辛7克。

用法　将上药加清水1000毫升浸泡10分钟，煎沸5分钟，取药液倒入洗脚盆中，待温约45℃左右，浸泡双脚。每次30分钟，每日2次，5天为1疗程。

功效　用于风邪为主的偏头痛。

方9　地龙半夏水治头痛

配方　地龙25克，升麻、法半夏各12克。

用法　将上药加水1500毫升煎汤，去渣取药液，倒入脚盆中，先蒸后泡双脚，每日2次，每次30分钟。

功效　清热平肝，适用于内伤头痛。

方10　桑菊川芎水治头痛

配方　桑叶100克，野菊花、川芎各60克，蔓荆子50克。

用法　将上药加水浸泡10分钟，煎煮20分钟，澄出药液，同2000

毫升开水一起倒入脚盆中，先熏蒸，待温度适宜时泡洗双脚。每晚1次，每次30分钟，5天为1疗程。

功效　清散风火，通络止痛。主治风火头痛。

【有效穴位】

太冲、太溪、公孙、三阴交、涌泉等（图4-5）。

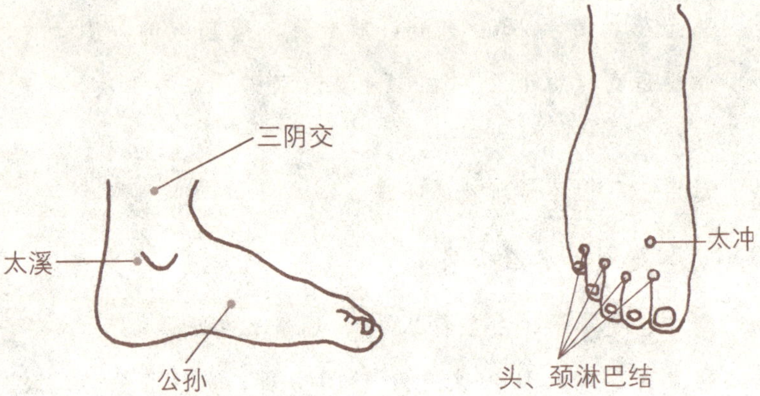

图4-5

【按摩手法】

按揉太冲、太溪、公孙、三阴交、涌泉各30～50次，力度以胀痛为宜。

【有效反射区】

肾、肾上腺、膀胱、输尿管、肺、大脑、小脑、脑干、三叉神经、头颈淋巴结、腹腔神经丛、肝、脑垂体等（图4-6）。

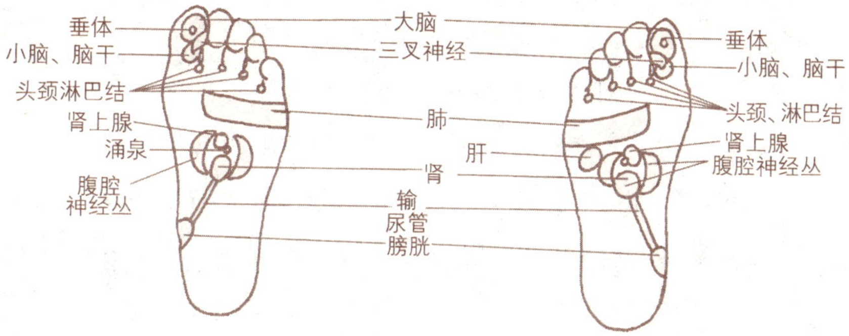

图 4-6

【按摩手法】

1. 肾、肾上腺、膀胱、大脑、小脑、三叉神经、头颈淋巴结反射区各推压 50～100 次，力度以胀痛为宜；

2. 输尿管、腹腔神经丛反射区刮压 50 次，力度适中，速度中缓，每分钟 30～50 次为宜。

【生活注意】

1. 忌食烟、酒、咖啡、巧克力、辛辣等热性、兴奋性食品。饮食宜清淡，多食水果、蔬菜；

2. 突然出现剧痛，兼有手足冰冷、呕吐，常常是脑血管意外的先兆表现，应马上去医院就诊检查。

◆慢性支气管炎

慢性支气管炎简称慢支，是常见病、多发病，系由急性支气管炎未及时治疗，经反复感染，长期刺激，如吸烟，吸入粉尘，病毒细菌感染，机体过敏，气候变化，大气污染等诱发导致而形成。主要症状为反复性慢性咳嗽、咯痰、伴有气喘等。且早、晚咳嗽加重，痰多呈白色，稀薄或粘稠痰。若经久不愈，可变生他病。

中医认为，有风寒、风热、燥火、七情伤感，脾虚不运，湿痰浸肺，阴虚火灼，肺失宣降，气逆于上而咳喘咯痰，形成慢性支气管炎。

【足浴疗法】

方1　八味止咳水治慢性支气管炎

配方　枇杷叶、桑白皮、浙贝母、陈皮、半夏、鱼腥草各15克，桔梗6克，苏子9克。

用法　上药加清水1500毫升，煎数沸后，取汁倒入脚盆内，待温不烫时，浸泡双足30分钟。每日2次，10次为1疗程。

功效　主治慢性支气管炎。

方2　葛红水治慢性支气管炎

配方　葛根30克，红花6克，光杏仁10克，鱼腥草15克，川贝母、百部、款冬花各10克。

用法　将上药加适量清水泡10分钟，煎数沸后，取药液倒入脚盆中，先熏蒸，待温度适宜时浸泡双脚。每次30分钟，每日2次，10天为1疗程。

功效　化痰止咳，解痉活血。主治慢性支气管炎。

方3　三子水治慢性支气管炎

配方　炒萝卜子、炒苏子各30克，白芥子10克。

用法　将上药加1500毫升清水，煎沸数分钟，取药液倒入脚盆中，趁热熏蒸，待温度适宜时浸泡双脚，每次30分钟，每晚1

次。10天为1疗程。

功效　适用于上气咳逆的老年慢性支气管炎。

方4　牵牛子橘皮水治慢性支气管炎

配方　牵牛子50克，橘皮、佛耳草各60克，白芥子30克。

用法　将以上4味药入锅加水适量，煎煮20分钟，去渣取汁，与2000毫升开水同入脚盆中，先熏蒸，后泡洗双脚，每天熏泡1次，每次40分钟。5天为1个疗程。

功效　燥湿化痰，祛湿止咳。主治慢性支气管炎。

方5　平地木瓜蒌水治慢性气管炎

配方　平地木25克，蒸百部10克，全瓜蒌10克，桃仁10克，绞股蓝30克，焦山楂20克，炙甘草10克。

用法　将上药加水2000毫升，煎数沸，取药液倒入脚盆中，先熏蒸，待温度适宜时泡洗双脚，每天2次，每次30分钟，10天为1疗程。

功效　理气化痰，止咳平喘，扶正固元。主治慢性支气管炎，适宜寒邪侵袭、寒痰壅滞、肺脾两虚患者。

方6　木槿水治慢性支气管炎

配方　鲜木槿条200克。

用法　将木槿条洗净、切断，水煎2次，将滤液合并，与1500毫升开水同入脚盆中，先熏蒸，待温泡洗。每天2次，每次30分钟，10天为1疗程。

功效　适用于慢性支气管炎。

方7　山百部茅根水治慢性支气管炎

配方　山百部、木贼草、陈皮、麦冬、枇杷叶各10克，白茅根30克。

用法　将上药用适量水泡10分钟，煎数沸，取药液入脚盆中，先熏蒸，待温泡洗双脚，每天1次，每次40分钟，10天为1疗程。

功效　适用于慢性支气管炎。

方8　干姜苏叶水治慢性支气管炎

配方　干苏叶90克，干姜10克。

用法　上药用清水1500毫升泡5分钟，煎数沸，取药液入脚盆中，先熏蒸，待温度适宜时泡洗双脚，每天早晚2次，每次30分钟，10天为1疗程。用完第1疗程隔3天再用第2疗程。

功效　主治慢性支气管炎。

方9　茜草橙皮水治慢性支气管炎

配方　鲜茜草30克，橙皮20克。

用法　上药加清水适量煎沸10分钟，取药液同1000毫升开水倒入脚盆中，先熏蒸，待温度适宜时泡洗双脚，每天2次，每次40分钟，10天为1疗程。

功效　理气调中，燥湿化痰。主治慢性支气管炎。

方10　麻黄附子水治慢性支气管炎

配方　炙麻黄、白芥子、半夏、地龙、细辛各30克，樟脑10克，附子60克。

用法　上药共研成细末，用生姜汁调和成糊状，放入脚盆中，加开水1500毫升，先熏蒸双脚，待温度适宜时浸泡双脚，每天1次，每次40分钟，10天为1疗程。

功效　用于寒型慢性支气管炎。

【有效穴位】

丰隆、足三里、三阴交、太冲、涌泉等（图 4-7）。

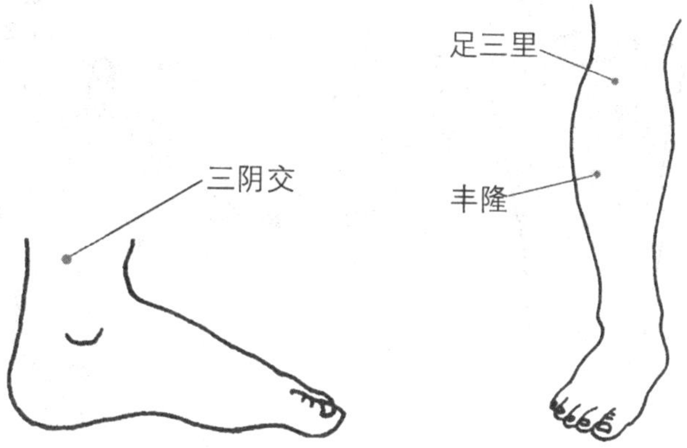

图 4-7

【按摩手法】

以上穴位每天点按 50～100 次，每天两次，1 月为 1 疗程。症状平复后患者应坚持每天按摩 1 次，并做适当的身体锻炼。

【有效反射区】

肺、支气管、心、脾、气管、咽喉、胸部等反射区（图4-8）。

【按摩手法】

1. 肺、支气管反射区每次推压 30～50 次；
2. 气管、咽喉反射区每次按揉 30～50 次；
3. 甲状旁腺、心、脾反射区每次按揉 30 次；
4. 胸部淋巴每次刮压 30～50 次；
5. 胸部、胸椎反射区每次推压 30 次。

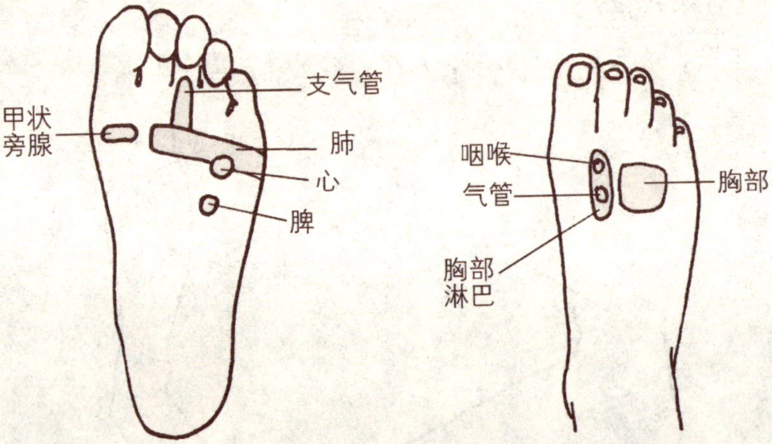

图 4-8

【生活注意】

避免感冒。戒烟。避免有害气体、尘埃吸入。

◆哮　喘

哮喘是因气管和支气管对各种刺激物的刺激不能适应，而引起的支气管平滑肌痉挛、粘膜肿胀、分泌物增加，从而导致支气管管腔狭窄。喘症以呼吸困难，甚至张口抬肩、鼻翼煽动、不能平卧为特征；哮症是一种发作性的痰鸣气喘疾患，发作时喉中哮鸣有声、呼吸气促困难，甚则喘息难以平卧。由于哮必兼喘，故又称作哮喘。哮喘包括支气管哮喘、哮喘性支气管炎等。

中医将哮喘分为虚实两大类，又将实症分为寒热两类。寒类表现为咳痰清稀不多，痰呈白色泡沫状，胸闷气窒，口不渴喜热饮，舌苔白滑，脉多浮紧，或兼恶寒，发热等；热类，痰黄稠厚，难以咳出，身热而红，口渴喜饮，舌质红，苔黄腻，脉滑数，有的兼有发热等症状。虚症多为肺虚或肾虚。肺虚则呼吸少气，言语音低，咳嗽声轻，咳痰无力，在气候变化或特殊气味刺激时诱发；肾虚则元气摄纳无权，呼吸气短，动辄易喘等。足浴疗法和足部按摩对本病有一定疗效。

【足浴疗法】

方1　凤仙草诃子水治哮喘

配方　凤仙草1株，白果仁、胡椒目、川椒目各20克，艾叶、杏仁、诃子各25克。

用法　上药加2000毫升清水煎熬，去渣取汤倒入沐盆内，先熏蒸，待药温适宜时再浸洗双足。每晚1次，10次为1个疗程。

功效　消炎止喘。治疗哮喘。

方2　三子麻白水治哮喘

配方　麻黄、桑白皮、紫苏子、葶苈子、半夏各15克，干姜9克，五味子、桔梗各5克。

用法　上药加清水1000毫升，煎数沸后，取药液倒入脚盆内，待温（以不烫手为度）浸泡双足30分钟。每日1～2次，10次为1疗程。

功效　主治咳喘。

方3　三子养亲水治哮喘

配方　苏子10克，白芥子5克，炒莱菔子10克，半夏5克，陈皮20克，茯苓10克，甘草15克。

用法　将上药加清水1500毫升，煎数沸后，取药液倒入盆中，先熏蒸，待药温适宜时浸泡双脚，每日2次，每次30分钟，10天为1疗程。

功效　燥湿化痰，降逆平喘。

方4　桂枝生姜水治哮喘

配方　桂枝、生姜各30克，苏子、麻黄各20克，细辛15克。

用法　将上药入锅加水适量，煎煮20分钟，去渣取汁，与2000毫升开水同入盆中，先熏蒸，后温洗双足，每天熏泡1次，每次30分钟。10天为1个疗程。

功效　温肺散寒，止咳定喘。主治寒痰所致的哮喘。

方5　白芥子水治哮喘

配方　白芥子适量。

用法　将白芥子研为细末，每取300克，以少量水调成糊状，直至出现芥子油气味，倒入脚盆中，加入开水1000毫升，趁热熏蒸，温度适宜时浸泡双脚，每日1次，每次30分钟，10天为1疗程。

功效　下气平喘。适用于寒痰咳喘。

方6　三皮水治哮喘

配方　陈皮、大腹皮、茯苓皮各100克。

用法　将三皮加清水适量浸泡10分钟后，水煎取汁，倒入脚盆中，待温时足浴，每次30分钟，每日3次，7天为1疗程。

功效　化痰除湿。适用于痰湿喘嗽。

方7　四子厚朴水治哮喘

配方　苏子30克，附子、白芥子、葶苈子各20克，厚朴10克。

用法　将上药入锅加水适量，煎煮20分钟，去渣取汁，与2000毫升开水同入盆中，先熏蒸，温度适宜时浸泡双脚，每天熏泡1次，每次30分钟。7天为1个疗程。

功效　温肺散寒，止咳定喘。主治寒痰所致的哮喘。

方 8　紫金桔莲水治哮喘

配方　紫菀、金银花、桔梗、连翘、鱼腥草各 20 克，浙贝母、前胡、杏仁、半夏各 10 克。

用法　将上药用适量清水浸泡 10 分钟，煎数沸，取药液倒入脚盆中，趁热熏蒸，待药温适宜时浸泡双脚，每天 2 次，每次 30 分钟。

功效　用治感冒所致的哮喘。

方 9　三子水治哮喘

配方　莱菔子 60 克，苏子、白芥子各 30 克。

用法　将上药入锅加水适量，煎煮 20 分钟，去渣取汁，与 2000 毫升开水同入泡脚盆中，趁热先熏蒸，待温度适宜时浸泡双脚，每天熏泡 1 次，每次 40 分钟。7 天为 1 个疗程。

功效　温肺散寒，止咳定喘。适用于痰寒所致的哮喘。

方 10　萝卜橘皮水治哮喘

配方　白萝卜 150 克，全紫苏、鲜橘皮各 100 克。

用法　将萝卜洗净，切片，与另两味同放锅中，加清水适量，浸泡 10 分钟后，水煎取汁，倒入脚盆中，待温时足浴，每日 2 次，每次 30 分钟，5 天为 1 疗程。

功效　下气平喘。适用于肺气壅遏所致的哮喘。

【有效穴位】

太溪、照海、然谷、足三里、上巨虚、丰隆等（图 4-9）。

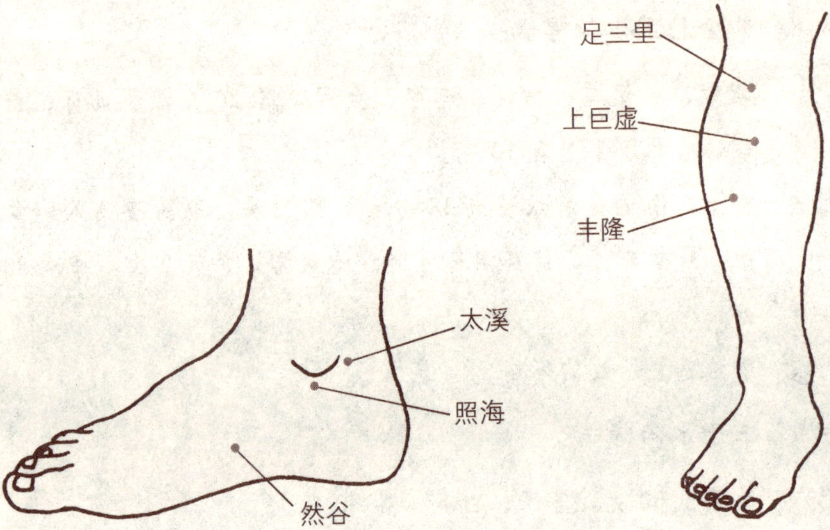

图 4-9

【按摩手法】

1. 太溪、照海穴捏按 30～50 次，力度以胀痛为宜；

2. 足三里、上巨虚、丰隆各按揉 30～50 次。

【有效反射区】

肾、肾上腺、垂体、输尿管、膀胱、肺、鼻、淋巴结各区、大肠各区、胃、胆、肝、脾等（图 4-10）。

【按摩手法】

1. 依次点按肾、肾上腺、垂体、膀胱各 50～100 次，按摩力度以局部胀痛为宜；

2. 推按输尿管、肺各 50～100 次，推按速度以每分钟30～50次为宜；

3. 点按鼻、头颈淋巴结各 100 次；

4. 推按升结肠、横结肠、降结肠、乙状结肠、直肠各 50 次，

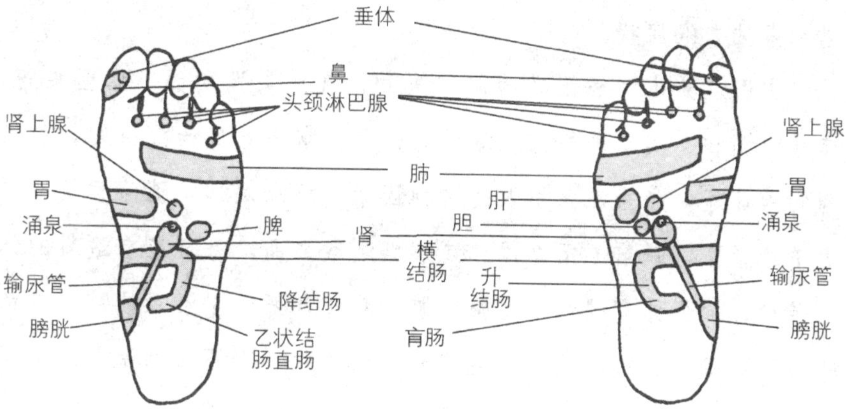

图 4-10

依次进行。

【生活注意】

1. 冬天防寒，治疗期间不注意防寒则效果差，疗程会延长。

2. 对过敏引起的哮喘，应防止与过敏原接触。

3. 根据患者心身状态，应作适当的运动，以增强体质。

4. 不贪食生冷，戒除烟酒嗜好，少食辛辣肥甘食品，断绝痰热之源。

◆失 眠

失眠是指经常不能正常入睡或醒后难以再次入睡的一种现象。其症状表现不一，轻者入睡困难或寐而不酣，时寐时醒，或半夜睡醒，醒后不能再寐；严重者彻夜不眠，古代文献中称为“不得寐”或“目不瞑”或“不寐”。本病常兼见头晕、头痛、心悸、健忘、神疲乏力、心神不定等症，现代医学的神经官能症、更年期综合征患者多见失眠症状。

中医认为本病病因多为脏腑失和，气血失调所为，调理脏腑，使气血调和、阴阳平衡，脏腑功能归于正常为本病治疗原则，除了药物治疗外，应当注意病人的精神因素，解除烦恼，消除顾虑，避免情绪紧张，睡前不用烟酒、浓茶等刺激之品，每日应有适当的体力劳动，加强体育锻炼，增强体质，养成良好的生活习惯，这些都是防治失眠的有效办法。单纯依靠药物治疗，而不注意精神、生活调摄，常难收效。足浴疗法和足部按摩可减轻失眠症状。

【足浴疗法】

方 1 黄芪白术治失眠

配方 黄芪 30 克，白术、陈皮、党参、当归、甘草各 9 克，升麻 15 克，柴胡 12 克。

用法 将上药加清水 2000 毫升，浸泡 20 分钟，煎至剩药液 1500 毫升时，取药液倒入脚盆中，先熏蒸，待温度适宜时泡洗双脚。每晚入睡前泡洗 1 次，每次 40 分钟，10 天为 1 疗程。

功效 补中益气，疏肝解郁。主治失眠症。

方 2 荷叶丹参水治失眠

配方 荷叶、丹参各 25 克，红花 10 克，川椒 5 克。

用法 将上药加清水适量，煎煮 40 分钟，去渣取汁，与 1500 毫升开水同入脚盆中，先熏蒸，待温度适宜时浸泡双脚 30 分钟，每晚临睡前 1 次。15 天为 1 个疗程。

功效 宁心安神。主治各类失眠。

方 3 磁石菊花水治失眠

配方 磁石 30 克，菊花 15 克，黄芩 15 克，夜交藤 15 克，生龙骨

30克，合欢花15克。

用法　将上药加清水适量，煎煮40分钟，去渣取汁，与1500毫升开水同入脚盆中，先熏蒸，待温度适宜时浸泡双脚30分钟，每晚临睡前1次。15天为1个疗程。

功效　重镇安神，除烦，安眠。适用于失眠症，尤其对胸中烦热、头痛失眠效佳。

方4　当归知母水治失眠

配方　当归、知母各20克，枣仁、柏子仁、磁石各30克，朱砂10克。

用法　将诸药加清水适量，浸泡10分钟后，水煎取汁，放入盆中，先熏蒸，待温时足浴，每晚1次，每次30分钟，浴后即可上床睡觉，连续5天为1疗程。

功效　清热镇惊、和胃安神。适用于失眠多梦易惊醒。

方5　糯稻根水治失眠

配方　糯稻根100克。

用法　将上药加清水适量，浸泡10分钟后，水煎取汁，放入盆中，先熏蒸，待温时足浴，每晚1次，每次30分钟，浴后即可上床睡觉，连续5天为1疗程。

功效　适用于失眠症。

方6　丹皮栀子水治失眠

配方　丹皮、栀子、当归、炒白术、大枣、青皮各15克，柴胡、薄荷各10克，龙骨、牡蛎各60克，酒大黄5克（另包后下）。

用法　将上药加清水适量，煎煮40分钟，去渣取汁，与1500毫升开水同入脚盆中，先熏蒸，待温度适宜时浸泡双脚30分钟，每晚临睡前1次。15天为1个疗程。

功效 清热凉血，滋阴清热。主治失眠症。

方7 松针酸浆水治失眠

配方 松针、酸浆草各150克。

用法 将上药用清水洗净，加水煎煮30分钟，去渣取汁，与1500毫升开水同入脚盆中，先熏蒸，待温度适宜后泡足，每次临睡前1次，每次40分钟，10天为1个疗程。

功效 镇静安眠。主治各类失眠。

方8 龙眼莲子枣仁水治失眠

配方 龙眼肉、莲子、枣仁各30克，米醋30毫升。

用法 将前3味加水500毫升煮熟，然后倒入米醋再煮3～5分钟，与1500毫升开水同入盆中，先熏蒸，待温泡洗双脚。每晚临睡前1次，每次30分钟，15天为1疗程。

功效 安神催眠。适用于神经衰弱、心悸、失眠。

方9 枣根丹参水治失眠

配方 酸枣树根（不去皮）50克，丹参20克。

用法 将上药水煎1～2个小时，取汁与1500毫升开水同入脚盆中，先熏蒸，待温度适宜时浸泡双脚，每晚临睡前1次，每次40分钟，10天为1个疗程。

功效 主治神经衰弱，顽固性失眠。

方10 黄芪党参水治失眠

配方 生黄芪30克，党参、白术、陈皮、夜交藤各20克，牡蛎25克。

用法 上药加清水2000毫升煎至1500毫升，倒入盆中，先熏蒸，待温度适宜时泡洗双脚。每晚临睡前泡1次，每次40分钟，

10 天为 1 个疗程。

功效 补益气血，安神。用于心脾两虚或心虚胆怯引起的失眠。

方 11 柿叶山楂核水治失眠

配方 柿叶、山楂核各 50 克。

用法 上药加清水 2000 毫升煎至 1500 毫升，倒入盆中，先熏蒸，待温度适宜时泡洗双脚。每晚临睡前泡 1 次，每次 40 分钟，10 天为 1 个疗程。

功效 该方有促进睡眠的作用，适用于各种原因引起的失眠。

方 12 夜交藤白术水治失眠

配方 夜交藤 25 克，白术 20 克，半夏、陈皮、茯苓、柴胡、合欢皮各 15 克。

用法 上药加清水 2000 毫升煎至 1500 毫升，倒入盆中，先熏蒸，待温度适宜时泡洗双脚。每晚临睡前泡 1 次，每次 40 分钟，10 天为 1 个疗程。

功效 解郁化痰，安神。用于肝郁痰扰所致的失眠。

【有效穴位】

涌泉、太溪、太冲、三阴交等穴（图 4-11）。

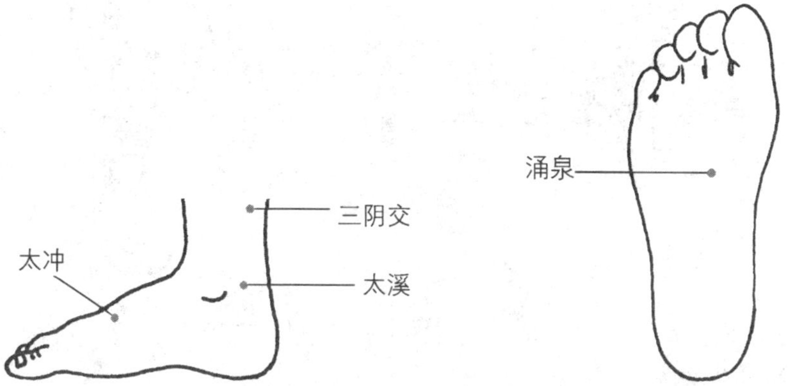

图 4-11

【按摩手法】

1. 擦涌泉5分钟，以局部感觉发热为度。擦时要呼吸自然，不要屏气，速度要均匀，每分钟80次左右。

2. 点按太溪、太冲、三阴交10～30次，力度以酸胀为宜。

【有效反射区】

肾上腺、小肠、肾、脾、心、输尿管、膀胱、肝、胃、甲状腺、生殖腺1等反射区（图4-12）。

【按摩手法】

1. 食指扣拳，在心、肝、胃、肾、脾反射区按揉50～100次，力度稍重，以酸痛感为宜；

2. 在腹腔神经丛、甲状腺、大肠、小肠、失眠点、甲状旁腺点按10～30次，力度适中；

3. 在输尿管处刮压30～50次。

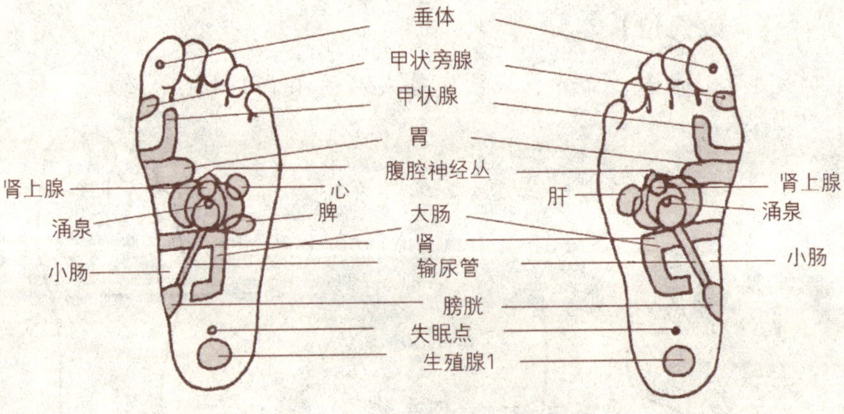

图 4-12

【生活注意】

消除心理压力，保持心情舒畅。睡前用热水泡脚20～40分钟，清除环境噪声干扰。适当加强体育锻炼。

◆慢性胃病

慢性胃病一般包括慢性胃炎、胃及十二指肠溃疡和胃神经官能症。慢性胃炎的主要症状是上腹痛，规律性不明显，有食后上腹部不适、饱胀、嗳气、恶心、嘈杂等。胃溃疡好发于胃小弯，疼痛多在食后半小时至2小时之间发生；十二指肠溃疡多为夜间痛，吃点东西后就能缓解；溃疡病的其他伴随症状有吞酸、嘈杂及神经官能症状。胃神经官能症是一种胃神经功能性疾病，常见于神经兴奋型的病人，发作与精神情绪有关，以胃痉挛性疼痛突然而剧烈为主症。

中医认为慢性胃病的病位在胃，与肝脾二脏关系密切，气候寒冷、饮食不节、情志不调常是此类疾病的重要诱因。慢性胃病求治于足部按摩疗法者甚多，疗效较好，治愈率可达60%～70%。泡脚和足部按摩重在调节胃、脾、肝三脏的功能，对该病有很好的疗效。

【足浴疗法】

方1　陈皮生姜水治胃痛

配方　陈皮50克，生姜30克。

用法　将上药加清水2000毫升，煎至水剩1500毫升时，澄出药液，倒入脚盆中，先熏蒸，待温度适宜时泡洗双脚，每晚临睡前泡洗1次，每次40分钟，7天为1疗程。

功效　温中散寒止痛。适用于风寒侵袭所致的胃脘疼痛。

方2　黄兰果水治消化不良

配方　黄兰果50克，人参、白术各10克。

用法　上药加清水1500毫升，煎沸5～10分钟后，将药液倒入脚盆内，待温浸泡双足30分钟。每日1次。

功效　消食化积，健脾开胃。用治消化不良，胃寒、胃痛等。

方3　马兰水治慢性胃炎

配方　马兰50克，韭菜籽30克。

用法　将诸药加清水适量浸泡10分钟后，水煎取汁，倒入脚盆中，待温时足浴，每次30分钟，每日2次，连续5天为1疗程。

功效　行气止痛，活血化瘀，清热解毒。适用于慢性胃炎、胃痛、胃溃疡等。

方4　桂枝麻黄水治胃痛

配方　桂枝20克，麻黄、羌活、独活各15克，红花、细辛、艾叶各10克。

用法　将诸药加清水适量浸泡10分钟后，水煎取汁，倒入脚盆中，兑入温水适量，将双脚浸入，待水温下降后，再适当兑入热水，边洗边搓，直至水加至踝关节以上，双脚暖和，皮肤发红为止，每晚1次，每剂可用3天。

功效　温胃止痛，疏风散寒。适用于风寒外袭所致的胃痛。

方5　藿香佩兰水治胃炎

配方　藿香50克，佩兰30克，鸡蛋壳10个。

用法　将上药加水适量，煎煮30分钟，去渣取汁与开水同入脚盆中，先熏后泡，每天1次，每次30分钟，7天为1个疗程。

功效　疏肝理气，和胃止痛。适用于慢性胃炎。

方 6 当归陈皮水治消化不良

配方 当归、陈皮各 30 克，红曲、砂仁各 20 克，藿香、丁香各 10 克。

用法 将上药加清水适量，煎数沸，澄出药液，与 1000 毫升开水同入脚盆中，趁热熏蒸，待温度适宜时泡洗双脚，每日 2 次，每次 30 分钟，7 天为 1 疗程。

功效 健脾和胃，行滞化湿。用治脾胃不和所致的消化不良，胃部胀痛等症。

【有效穴位】

三阴交、阳陵泉、足三里、上巨虚、下巨虚、太冲等穴位（图 4-13）。

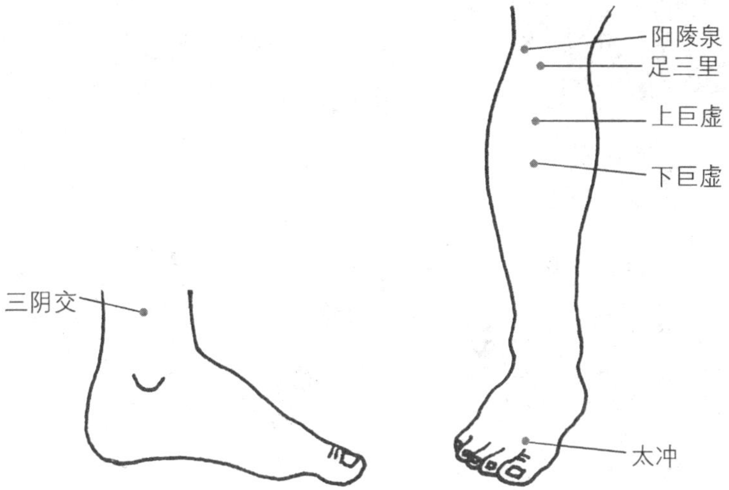

图 4-13

【按摩手法】

单食指扣拳，点按以上各穴位，按揉30～50次，力度稍重，以局部胀痛为宜。10天为1疗程，每日2次。

【有效反射区】

肾、输尿管、膀胱、胃、脾、肝、十二指肠、大脑、食管、小肠等反射区（图4-14）。

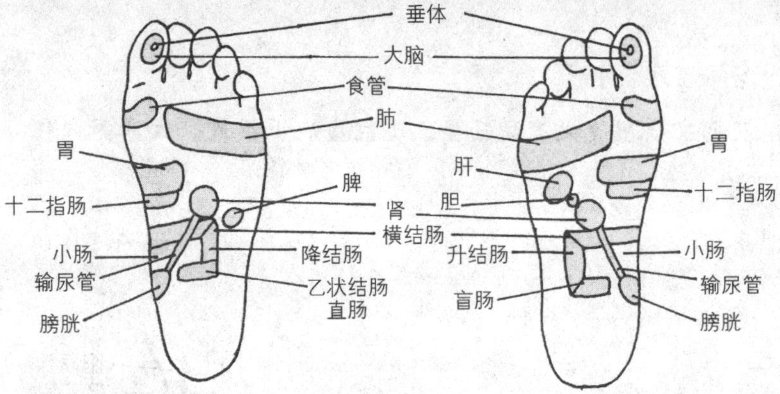

图4-14

【按摩手法】

1. 用拇指揉压胃、十二指肠、大脑、肝、脾反射区30～50次；

2. 食指刮压膀胱、输尿管、肺、直肠、小肠、升结肠、盲肠30～50次，力度适中。

【生活注意】

1. 饮食要有规律，少食多餐，忌食辛辣刺激性食物及烟酒。

2. 保持心情舒畅，合理安排工作和休息，避免精神过度紧张和过度疲劳。

3. 不用或慎用对胃粘膜有刺激性的药物，如须服用，可在饭间或饭后服用。

◆高血压

高血压主要是由于高级神经中枢调节血压功能紊乱所引起、以动脉血压升高为主要表现的一种疾病。成人如舒张压持续在12千帕以上，一般即认为是高血压。病人通常感到头痛、头晕、失眠、心悸、胸闷、烦躁和容易疲乏，严重时可发生心、脑、肾功能障碍。中医认为，引起血压升高的原因是情志抑郁，愤怒忧思，以致肝气郁结，化火伤阴；或饮食失节，饥饱失宜，脾胃受伤，痰浊内生；或年迈体衰，肝肾阴阳失调等。高血压分为原发性高血压及继发性高血压两类。原发性高血压是以血压升高为主要临床表现的一种疾病，约占高血压患者的80%～90%。继发性高血压是指在某些疾病中并发血压升高，仅仅是这些疾病的症状之一，故又叫症状性高血压，约占所有高血压患者的10%～20%。中药泡脚和足部按摩对高血压有较好的疗效。

【足浴疗法】

方1　花生苗水治高血压

配方　花生全草（整棵干品）100克。

用法　切成小段，泡洗干净，加清水1500毫升，煎数沸，将药液倒入盆中，先熏蒸，待温泡洗双脚，每天2次，每次40分钟，15天为1疗程。

功效　清热益血，有降血压、降低胆固醇的作用。适用于高血压。

方2　石决明黄芪水治高血压

配方　石决明20克，黄芪、当归、牛膝、生牡蛎、玄参、桑枝、磁石、补骨脂、牡丹皮、乌药、独活各10克。

用法　将石决明、牡蛎、磁石先煎30分钟，然后和其他药同煎，取药液与1500毫升开水同入盆中，先熏蒸，待温浸泡双脚，每次30分钟，每日1次。

功效　平肝潜阳，降血压。

方3　槐米菊花水治高血压

配方　槐米100克，野菊花80克，苦丁茶5克。

用法　将上药加水适量，煎煮30分钟，去渣取汁，与1500毫升开水同入脚盆中，先熏蒸，待药温适宜时浸泡双脚，每天1次，每次30～40分钟。20天为1个疗程。

功效　滋补肝肾，软化血管，清热降压。主治肝肾不足型高血压。

方4　钩藤菊花水治高血压

配方　钩藤30克，菊花15克，夏枯草15克，决明子30克，牛膝20克，白芍20克，白僵蚕20克，红花15克。

用法　将上药加水适量，煎煮30分钟，去渣取汁，与1500毫升开水同入脚盆中，先熏蒸，待药温适宜时浸泡双脚，每天1次，每次30～40分钟。20天为1个疗程。

功效　清泻肝热，镇潜肝阳，平熄肝风，活血通络。适用于高血压。

方5　滋阴潜阳水治高血压

配方　玄参12克，麦冬9克，牛膝9克，茯苓9克，钩藤9克，菊花9克，蝉蜕6克，代赭石15克，龙骨15克，牡蛎15克，炙远志6克。

用法　将上药加水适量，煎煮30分钟，去渣取汁，与1500毫升开水同入脚盆中，先熏蒸，待药温适宜时浸泡双脚，每天1次，每次30～40分钟。20天为1个疗程。

功效　滋水涵木，潜阳熄风。主治肾阴亏损，水不涵木，肝阳上扰性高血压。

方6　石决明罗布麻治高血压

配方　石决明35克，罗布麻叶、豨莶草各30克，桑寄生、丹参各15克，白芍、汉防己各15克。

用法　将上药加水适量，煎煮30分钟，去渣取汁，与1500毫升开水同入脚盆中，先熏蒸，待药温适宜时浸泡双脚，每天1次，每次30～40分钟。20天为1个疗程。

功效　主治原发性高血压病。证见头晕头痛，烦躁易怒，腰膝酸痛，舌淡红，脉弦。

方7　臭梧桐侧柏叶治高血压

配方　臭梧桐250克，侧柏叶100克，桑叶50克。

用法　将上药放入锅中，加水适量，煎煮30分钟，去渣取汁，与1500毫升开水同入脚盆中，先熏蒸后泡足，每天1次，每次40分钟，20天为1个疗程。

功效　平肝，清火，降压。主治肝阳型、肝火型原发性高血压。

方8　吴茱萸黄柏水治高血压

配方　吴茱萸15克，黄柏20克，知母20克，生地20克，牛膝20克，生牡蛎40克。

用法　将上药放入锅中，加水适量，煎煮30分钟，去渣取汁，与1500毫升开水同入脚盆中，先熏蒸后泡足，每天1次，每次40分钟，20天为1个疗程。

功效　滋阴养血，泻火平肝，引血下行，降压除烦。适用于阴虚阳亢型高血压，症见眩晕、颜面红赤、口苦口干等。

方9　七子水治高血压

配方　决明子24克，枸杞子12克，菟丝子12克，女贞子15克，金樱子9克，沙苑子12克，桑椹子12克。

用法　将上药放入锅中，加水适量，煎煮30分钟，去渣取汁，与1500毫升开水同入脚盆中，先熏蒸后泡足，每天1次，每次40分钟，20天为1个疗程。

功效　滋肝补肾，降压熄风。主治肝肾阴虚性高血压。

方10　鲜姜五味水治高血压

配方　鲜姜150克，蓖麻仁50克，吴茱萸、附子各20克，冰片10克。

用法　将蓖麻仁、吴茱萸、附子先捣碎，研成细末。鲜姜捣烂为泥，再加冰片末，共调成糊状。放入脚盆中，冲入开水2000毫升，趁热熏蒸，待温度适宜时浸泡双脚，每晚临睡前1次，每次40分钟，连续10天为1个疗程。

功效　温补脾肾，平肝降压。用治高血压。

【有效穴位】

涌泉、太溪、照海、太白等穴位（图4-15）。

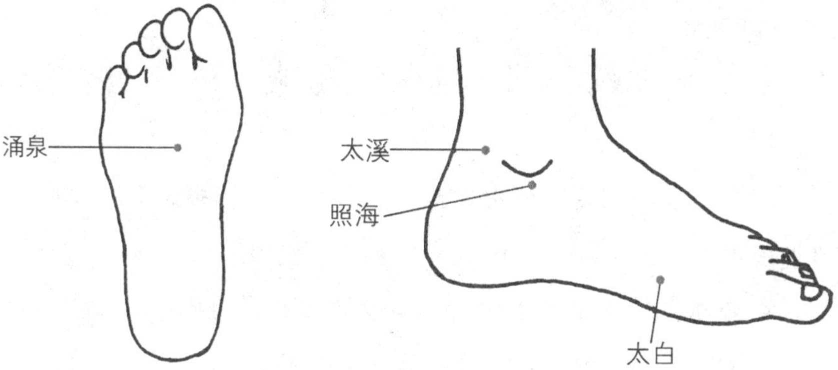

图 4-15

【按摩手法】

1. 用力点揉涌泉穴 50～100 次，力稍重，以酸痛为宜；

2. 单指按揉太溪、照海、太白 30～50 次，力度适中。

【有效反射区】

肾、肝、肾上腺、输尿管、膀胱、肺、大脑、垂体、颈项、腹腔神经丛、心、甲状腺、血压点等（图 4-16）。

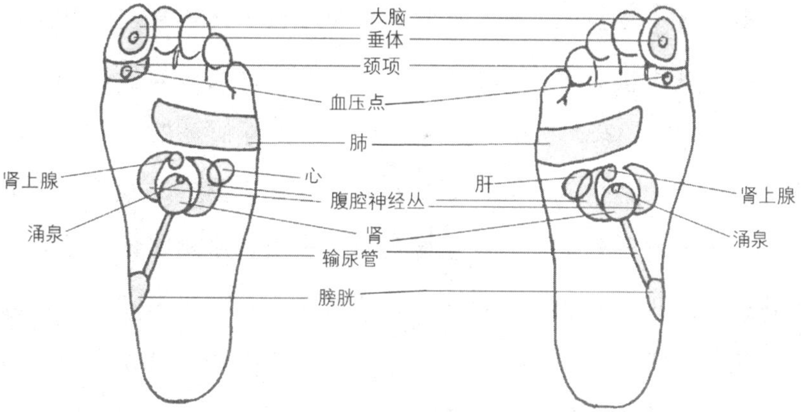

图 4-16

【按摩手法】

1. 单指扣拳，在肾上腺、肾、膀胱、心、大脑上按揉50～100次；

2. 单指扣拳，输尿管由下至上，肺由内向外推压50～100次，力度适中；

3. 血压点、垂体上点按50次，力度以酸痛为宜；

4. 双指扣拳，在腹腔神经丛处刮压50～100次。

【生活注意】

如果已被医生诊断为高血压病，就应按医嘱吃药，不可随便停药。养成良好的生活习惯，戒烟、酒。饮食宜清淡，尤其要减少盐的摄入量。

◆低血压

低血压主要是由于高级神经中枢调节血压功能紊乱所引起，以体循环动脉血压偏低为主要症状的一种疾病。成人如收缩压持续低于12千帕，并伴有不适症候时，一般即称为低血压。通常表现为头晕、气短、心慌、乏力、健忘、失眠、神疲易倦、注意力不集中等。女性可有月经量少，持续时间短的表现。原发性低血压，又称体质性低血压，女多于男，多见于体弱与长期卧床的老人。继发性低血压的原因很多，如凡可导致心排血量或循环血量减少的心血管病、甲状腺或肾上腺及垂体前叶功能减退等内分泌病和恶性肿瘤后期、重症糖尿病等慢性消耗性疾病等，均可继发；而体位性低血压可因植物神经功能失调，或压力感受器功能失调引起。

中医学认为，本病的发生与肾精不足，心脾两虚，气血不足以及痰阻气机有关。中药泡脚和足部按摩对本病有一定疗效。

【足浴疗法】

方 1　附片肉桂水治低血压

配方　制附片 10 克，肉桂、仙灵脾各 9 克，补骨脂 12 克，熟地、山萸肉各 10 克，枸杞子 9 克，黄精 12 克。

用法　将上药加适量清水浸泡 20 分钟，煎数沸，取药汁与 1500 毫升开水同入脚盆中。先熏蒸，待温度适宜时泡洗双脚，每天 2 次，每次 40 分钟，20 天为 1 疗程。肢冷者，加巴戟天、鹿角片、紫河车；舌红、口干者，加生地、麦冬；气短神疲，头晕欲倒者，加人参；脉律缓慢、怕冷者，加干姜、细辛，酌用麻黄；舌质偏黯或紫气者，加川芎、当归、红花。

功效　温肾填精。适用于肾精亏损所致低血压。主治头晕耳鸣、健忘、腰酸腿软、神疲嗜睡、怯寒、手足不温、夜多小便、舌质淡胖、苔薄白、脉沉细。

方 2　双桂甘草水治低血压

配方　桂枝、肉桂各 30 克，炙甘草 15 克。

用法　每日 2 剂。1 剂水煎服，日服 2 次或顿服，或频频饮服。1 剂煎水泡脚，每日 1～2 次，每次浸泡双脚 30 分钟。

功效　温阳升压。主治低血压。

方 3　党参黄芪水治低血压

配方　党参、枸杞子各 10 克，黄芪 30 克，陈皮、阿胶各 15 克，生地黄 20 克，升麻 3 克，防风、炙甘草各 6 克，五味子 12 克。

用法　将上药加清水 2000 毫升浸泡后煎煮，煎至水剩 1500 毫升时，澄出药液，倒入脚盆中，先熏蒸，待温度适宜时泡洗双脚，每天2次，每次40分钟，15天为1疗程。

功效 适用于低血压。

方4 枳实黄芪水治低血压

配方 枳实、黄芪各25克，白酒50克。

用法 将以上前2味药同入锅中，加水适量，煎煮30分钟，去渣取汁，与白酒及开水同入脚盆中，先熏蒸，待温度适宜时泡洗双脚，每天2次，每次40分钟。15天为1个疗程。

功效 温阳补气，升提血压。适用于各种类型的低血压病。

方5 桂枝川芎水治低血压

配方 桂枝、川芎各25克，锁阳15克。

用法 以上药加水适量，浸泡20分钟，煎煮30分钟，去渣取汁，与1500毫升开水同入脚盆中，先熏洗，待温度适宜（45℃左右）时浸泡双脚，每天2次，每次40分钟。20天为1个疗程。

功效 温肾壮阳，散寒升压。主治各种类型的低血压，对肾阳虚弱者尤为适宜。

方6 黄芪白术水治低血压病

配方 黄芪10克，党参9克，白术10克，炙甘草9克，当归12克，熟地9克，陈皮10克，葛根9克。

用法 将上药加水适量，浸泡20分钟，煎煮30分钟，去渣取汁，与1500毫升开水同入脚盆中，先熏蒸，待温度适宜（45℃左右）时泡洗双脚，每天2次，每次40分钟。20天为1个疗程。

功效　本方补益心脾，适用于心脾两虚所致的低血压。证见神疲气短，肢体倦怠，动则头晕目眩、心悸、自汗、食少、面黄少华、苔薄、舌质淡、脉细弱。

【有效穴位】

三阴交、太溪、太冲、足三里、涌泉等穴位（图 4-17）。

【按摩手法】

1. 点按太溪、三阴交、足三里、太冲穴位 30～50 次，力度以酸胀为宜；

2. 双指扣拳擦涌泉穴，以脚心发热为宜。

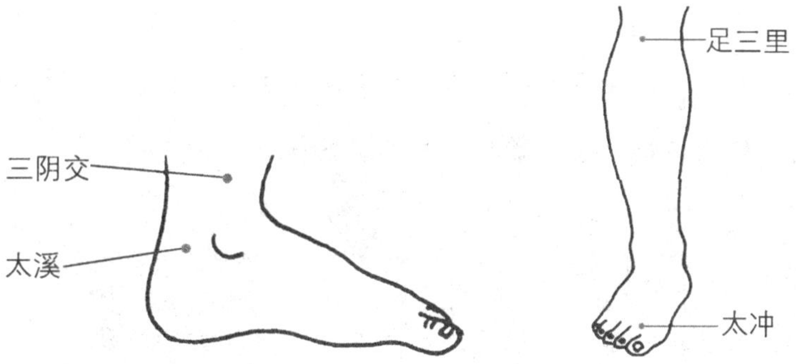

图 4-17

【有效反射区】

大脑、甲状腺、肺、肾上腺、肾、输尿管、膀胱等反射区（图 4-18）。

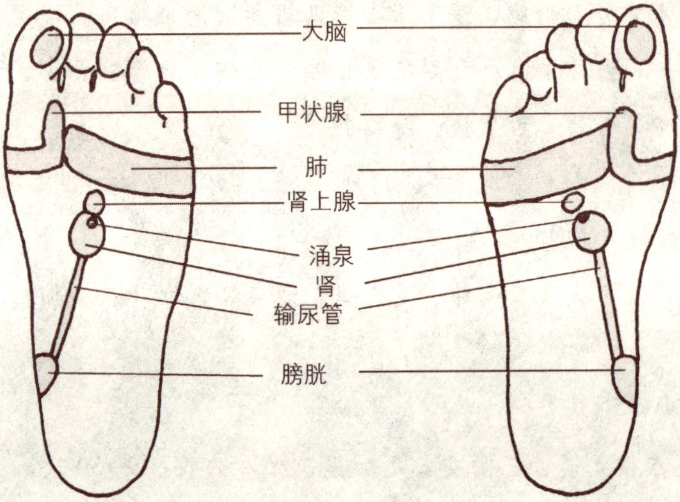

图 4-18

【按摩手法】

1. 大脑、甲状腺、肺、输尿管各推压50～100次；

2. 膀胱、肾上腺、肾食指扣拳各按揉50～100次；

【生活注意】

1. 患者生活要有规律性，加强营养，保持好的情绪。

2. 戒掉烟酒，进行适当的锻炼。

3. 本足部按摩手法只能作为低血压治疗的辅助方法，对于发病原因不明的低血压症应去医院求治。

◆高脂血症

高脂血症是以单纯高胆固醇血症或单纯高甘油三酯血症或两者兼见的血脂代谢紊乱性疾病。就病因而言，有的是由多个遗传基因缺陷与环境因素相互作用所致。有的是由饮食饱和脂肪酸过高、进食过量、吸烟、运动量少、肥胖、某些药物等引起。有的则是继发于其他疾病。所以，高脂血症不是一种特定的疾病，而是一组疾病。由于血脂在血液中都是以蛋白结合的形式存在，所以又有人将高脂血症称为高脂蛋白血症。高脂血症与动脉粥样硬化、心脑血管病、糖尿病、脂肪肝、肾病等的发病有着密切关系，是形成冠心病的主要危险因素之一。中药足浴和足部按摩对高脂血症有一定的疗效。

【足浴疗法】

方1　金樱子决明子水治高脂血症

配方　金樱子、决明子、制首乌、生薏仁各30克，茵陈、泽泻各24克，生山楂18克，柴胡、郁金各12克，酒大黄6克。

用法　将上药加清水适量，浸泡20分钟，煎数沸，取药液与1500毫升开水同入脚盆中，趁热熏蒸，待温度适宜时泡洗双脚，每天2次，每次40分钟，45天为1疗程。

功效　滋阴降火，行滞通脉。主治高脂血症。

方2　五味桑椹水治高脂血症

配方　桑椹、丹参、泽泻、生山楂、怀山药各30克。

用法　上药加清水2000毫升，煎至1500毫升，将药液倒入脚盆内，待温浸泡双脚30分钟。每日1次。

功效　主治高脂血症。

方3　山楂大黄水治高脂血症

配方　生山楂、泽泻、大黄各30克，鲜白萝卜60克，鲜橘叶15克。

用法　将上药加清水适量，煎煮30分钟，去渣取汁，与2000毫升开水一起倒入盆中，先熏蒸，待温度适宜时泡洗双脚，每天1次，每次熏泡40分钟，30天为1疗程。

功效　主治高脂血症。

方4　丹参山楂治高脂血症

配方　制首乌15克，丹参15克，山楂15克，黄芪12克，地龙12克，陈皮6克，苍术6克，赤芍10克。

用法　将上药加清水2000毫升，煎至水剩1500毫升时，澄出药液，倒入脚盆中，先熏蒸，待温度适宜时泡洗双脚，每晚临睡前泡洗1次，每次40分钟，40天为1疗程。

功效　行气化痰，化瘀消脂。主治高脂血症。

方5　山楂首乌水治高脂血症

配方　生山楂30克，何首乌、泽泻各20克，决明子25克，荷叶、丹参各15克，生甘草10克。

用法　将上药加清水适量，煎煮30分钟，去渣取汁，与2000毫升开水一起倒入盆中，先熏蒸，待温度适宜时泡洗双脚，每天早、晚各1次，每次熏泡40分钟，30天为1疗程。

功效　主治高脂血症。

方6　首乌虎杖水治高脂血症

配方　首乌30克，枸杞子15克，女贞子15克，黄芪20克，桃仁10克，丹参20克，赤芍15克，泽泻15克，山楂20克，虎杖10克。

用法　将上药加清水适量，浸泡20分钟，煎数沸，取药液与1500

毫升开水同入脚盆中，趁热熏蒸，待温度适宜时泡洗双脚，每天2次，每次40分钟，45天为1疗程。

功效　补肾健脾，活血通络。主治高脂血症。证见胸痹、胸痛、心痛、中风、眩晕、胸脘痞闷、肢体沉重、舌苔白腻、脉滑。

方7　大黄水治高脂血症

配方　大黄适量。

用法　将上药加清水2000毫升，煎至水剩1500毫升时，澄出药液，倒入脚盆中，先熏蒸，待温度适宜时泡洗双脚，每晚临睡前泡洗1次，每次40分钟，60天为1疗程。

功效　适用于高脂血症。

【有效穴位】

涌泉、足三里、丰隆、太冲、行间等穴位（图4-19）。

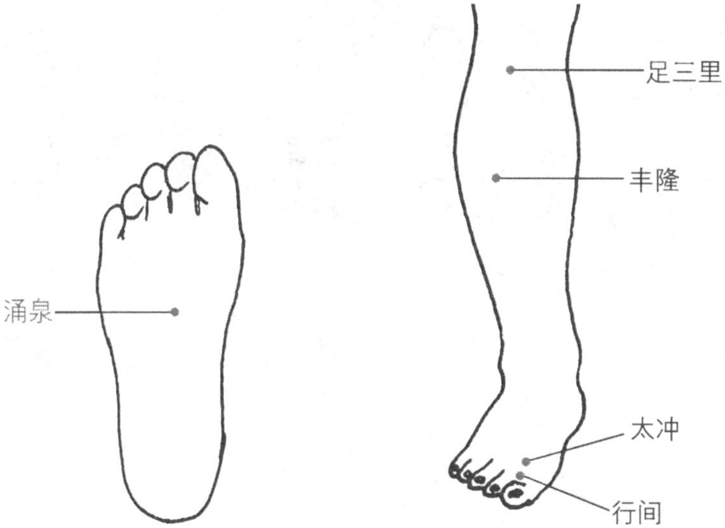

图4-19

【按摩手法】

1. 擦涌泉穴 50～100 次；

2. 点按足三里、丰隆 50～100 次，力度适中，以胀痛为宜；

3. 掐太冲、行间二穴 30～50 次，力度以胀痛为宜。

【有效反射区】

大脑、脑垂体、甲状腺、胰、小肠、肝、胆、肾等反射区（图 4-20）。

【按摩手法】

1. 食指扣拳在大脑、胰、小脑、甲状腺反射区处推压 50～100次；

2. 在肝、胆、肾、脑垂体处按揉 30～50 次。

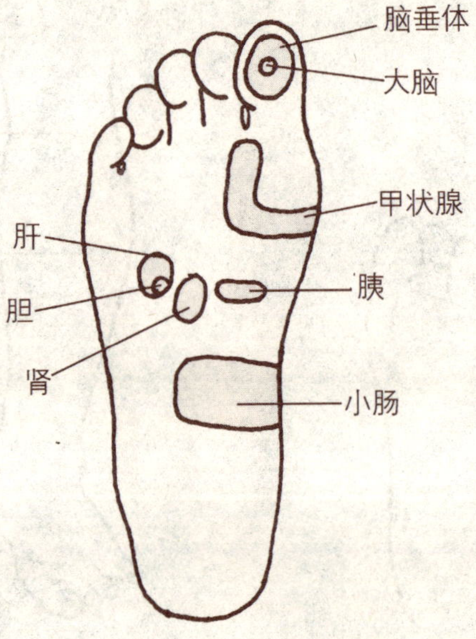

图 4-20

【生活注意】

加强运动。减少动物性脂肪的摄入，多吃香菇、番茄、苹果、玉米等降脂食物。

◆慢性肾炎

慢性肾炎也称慢性肾小球肾炎。本病多发生于青壮年，是机体对溶血性链球菌感染后发生的变态反应性疾病，病变常常是双侧肾脏弥漫性病变。病情发展较慢，病程在一年以上，初起病人可毫无症状，但随病情的发展逐渐出现蛋白尿及血尿，病人疲乏无力、浮肿、贫血、抵抗力降低以及高血压等症。晚期病人可出现肾功能衰竭而致死亡。中医认为本病属“虚劳”、“头风”、“水肿”范畴，应以健脾助阳为治疗原则。中药足浴和足部按摩对本病有一定的辅助疗效。

【足浴疗法】

方1　二皮白术水治慢性肾炎

配方　茯苓皮、大腹皮、白术、淮山药各30克。

用法　将上药加清水适量，煎煮30分钟，去渣取汁，与2000毫升开水一起倒入盆中，先熏蒸，待温度适宜时泡洗双脚，每天1次，每次熏泡40分钟，30天为1疗程。

功效　适用于慢性肾炎。

方2　金樱菟丝子水治慢性肾炎

配方　金樱子、菟丝子、女贞子、枸杞子、车前子、丹参各20克，党参、公英、赤小豆各30克，萆薢15克。

用法　将上药加清水适量，煎煮30分钟，去渣取汁，与2000毫升开水一起倒入盆中，先熏蒸，待温度适宜时泡洗双脚，每天早、晚各1次，每次熏泡40分钟，40天为1疗程。若气虚者加黄芪30～60克；血虚者加首乌30克，当归10克；浮肿加泽泻20～30克，大腹皮15克；阳虚者加熟附子6～12克。

功效　补肾益精，健脾固摄，活血化瘀，利水退肿，清热解毒。主治慢性肾炎。

方3　大蓟根水治慢性肾炎

配方　大蓟根25克，薏苡仁根50克。

用法　将上药加清水2000毫升，煎至水剩1500毫升时，澄出药液，倒入脚盆中，先熏蒸，待温度适宜时泡洗双脚，每晚临睡前泡洗1次，每次40分钟，60天为1疗程。

功效　治慢性肾炎，消蛋白尿。

方4　薏苡仁水治慢性肾炎

配方　薏苡仁30克，滑石粉24克，茯苓24克，益母草18克，砂仁壳5克，肉桂3克。

用法　将上药加清水适量，煎煮30分钟，去渣取汁，与2000毫升开水一起倒入盆中，先熏蒸，待温度适宜时泡洗双脚，每天1次，每次熏泡40分钟，30天为1疗程。

功效　健脾利湿，益肾化浊。治慢性肾炎。

方5　丹参当归水治慢性肾炎

配方　丹参、当归各20克，川芎、益母草各15克，全蝎、水蛭各6克。

用法　将上药加清水适量，煎煮30分钟，去渣取汁，与2000毫升

开水一起倒入盆中，先熏蒸，待温度适宜时泡洗双脚，每天早、晚各1次，每次熏泡40分钟，40天为1疗程。

功效　适用于慢性肾炎。

方6　益母草黄芪治慢性肾炎

配方　益母草30克，黄芪20克，当归20克，党参15克，川芎12克，红花12克。

用法　将上药加清水适量，浸泡20分钟、煎数沸，取药液与1500毫升开水同入脚盆中，趁热熏蒸，待温度适宜时泡洗双脚，每天2次，每次40分钟，45天为1疗程。

功效　补虚固本，活血化瘀，解毒祛邪。主治慢性肾炎。

【有效穴位】

三阴交、太溪、阴陵泉、足三里、内庭、涌泉等穴位（图4-21）。

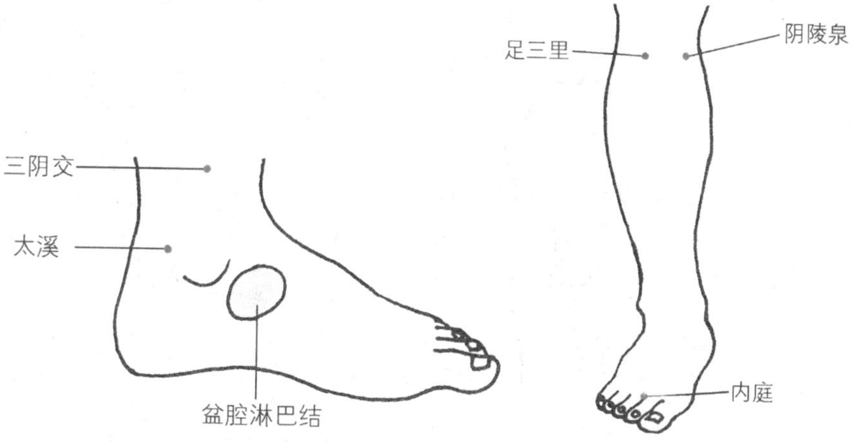

图4-21

【按摩手法】

1. 点按三阴交、太溪、阴陵泉、足三里、内庭各穴位50～100次，以局部胀痛为宜；

2. 单指扣拳按揉涌泉穴 50～100 次，有气感为宜。

【有效反射区】

大脑、垂体、甲状腺 、肾、肾上腺、脾、输尿管、小肠、膀胱、生殖腺 1、腹腔神经丛等反射区（图 4-22）。

【按摩手法】

1. 按揉肾、肾上腺、膀胱、脾、生殖腺 1、甲状旁腺各反射区 50～100 次，力度稍重；

2. 输尿管由上向下，肺由内向外各推压 50～100 次，力度适中；

3. 小肠、腹腔神经丛、甲状腺各反射区刮压 30～50 次；

4. 在足底部敲打 50～100 次，力度适中。

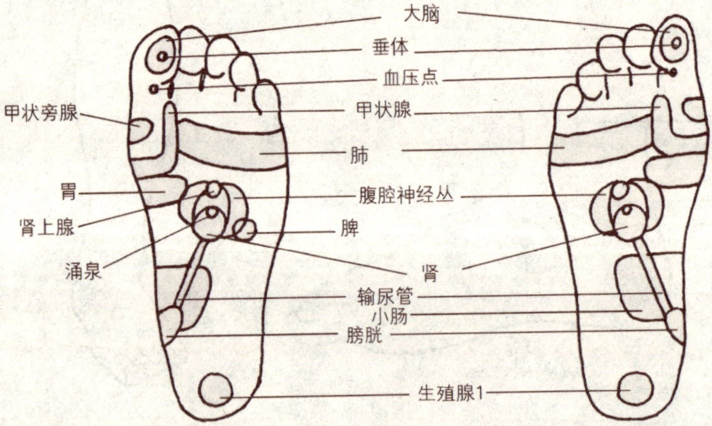

图 4-22

【生活注意】

1. 保证充足的睡眠和休息，切忌疲劳。

2. 减少房事，避免风寒。

3. 饮食清淡，少食盐，勿过咸，或食用无盐食品。

4. 戒绝烟酒。

◆糖尿病

糖尿病又称消渴症，是一种由胰岛素相对分泌不足或胰岛血糖素不适当地分泌过多而引起的以糖代谢紊乱、血糖增高为主要特征的全身慢性代谢性疾病。此病早期无症状，随其发展可出现多尿、多饮、多食、疲乏、消瘦、尿液中血糖含量增高，或并发急性感染、肺结核、动脉粥样硬化、末梢神经炎、趾端坏死等。

中医认为本病是由于饮食不节、情志不调、恣性纵欲、热病火燥等原因造成。本病多见于40岁以上喜欢吃甜食而肥胖的病人，脑力劳动者居多。创伤、精神刺激、多次妊娠以及某些药物（如肾上腺糖类皮质激素、女性避孕药等）是诱发或加重此病的因素。发病时伴有四肢酸痛、麻木感，视力模糊，肝肿大等症。中药泡脚和足部按摩对本病有一定疗效。

【足浴疗法】

方1　皂刺伸筋草水治糖尿病

配方　皂角刺30克，伸筋草、苏木、川乌、草乌、穿山甲各10克。

用法　将上药加清水适量，煎煮30分钟，去渣取汁，与2000毫升

开水一起倒入盆中，先熏蒸，待温度适宜时泡洗双脚，每天2次，每次熏泡40分钟，14天为1疗程。

功效 清热解毒，燥湿止痛。适用于糖尿病足部溃疡、疼痛。

方2 花粉知母水治糖尿病

配方 花粉30克，知母25克，玄参、麦冬、天冬、白芍、赤芍、生地各15克，黄芩、黄连各10克，栀子15克，金银花20克。

用法 将上药加清水适量，煎煮30分钟，去渣取汁，与2000毫升开水一起倒入盆中，先熏蒸，待温度适宜时泡洗双脚，每天早、晚各1次，每次熏泡40分钟，20天为1疗程。

功效 适用于阴虚燥热型糖尿病。证见心烦、口渴、多饮、多食、多尿、燥热、身痒、舌红苔黄、脉洪数等。

方3 花粉葛根水治糖尿病

配方 花粉30克，葛根15克，苍术10克，萸肉6克，五味子10克，川连4克，丹参10克，麦冬9克，鲜芦根30克。

用法 将上药加清水适量，浸泡20分钟，煎数沸，取药液与1500毫升开水同入脚盆中，趁热熏蒸，待温度适宜时泡洗双脚，每天2次，每次40分钟，15天为1疗程。

功效 益气养阴，生津止渴，清热泻火，益肾缩尿，活血化瘀。主治糖尿病。

方4 黄芪伸筋草水治糖尿病

配方 黄芪30克，鸡血藤、威灵仙、伸筋草各25克，当归、白芍、独活、桑寄生各20克，红花、牛膝、桂枝、木瓜各15克。

用法 将诸药加清水适量，浸泡10分钟后，水煎取汁3000毫升，放入脚盆中，先熏患肢，待温度适宜时洗浴患处，并同时用柔软的纱布蘸药液自上而下外洗并按摩患处，每日2次，每次1小时，每剂药用2天，7剂为1个疗程，连续2个疗程。

功效　补益气血，滋养肝肾，祛风除湿，通络止痛。适用于糖尿病足部感染。

方5　黄芪党参水治糖尿病

配方　黄芪45克，党参、苍术、山药、玄参、麦冬、五味子、生地、熟地、牡蛎各15克。

用法　将上药加清水2000毫升，煎至水剩1500毫升时，澄出药液，倒入脚盆中，先熏蒸，待温度适宜时泡洗双脚，每晚临睡前泡洗1次，每次40分钟，20天为1疗程。

功效　适用于气阴两虚型糖尿病。证见多饮、多尿、乏力、消瘦、抵抗力弱、易患外感、舌质暗淡、脉细弱。

方6　苦参蛇床子水治糖尿病

配方　苦参、蛇床子、白鲜皮、枯矾、金银花、土茯苓各30克，川椒、苍术、黄精、花粉、防风各15克，红紫草、苏叶各10克。

用法　将诸药加清水适量，浸泡10分钟后，水煎取汁，放入浴盆中，趁热先熏会阴部，待温度适宜时足浴，每日2次，每次40分钟，每日1剂，连续10天为1疗程。

功效　祛风止痒。适用于糖尿病性外阴瘙痒。

方7　桂枝丹参水治糖尿病

配方　桂枝50克，制附片50克，丹参50克，忍冬藤50克，生黄芪60克，乳香20克，没药20克。

用法　将上药加清水适量，煎煮30分钟，去渣取汁，与2000毫升开水一起倒入盆中，先熏蒸，待温度适宜时泡洗双脚，每天1次，每次熏泡40分钟，30天为1疗程。

功效　温阳通络，活血化瘀，发表散寒，止痛生肌。适用于糖尿病出现趾端坏死症状者。

方8　附片熟地水治糖尿病

配方　制附片，熟地、山萸肉、丹皮、山药、茯苓、泽泻、葛根各15克，肉桂10克，仙灵脾30克。

用法　将上药加清水2000～2500毫升，煎沸10分钟，取药液倒入脚盆内，待温浸泡双脚。每日1次，每次浸泡1.5小时（冷则加温），15日为1疗程。

功效　适用于阴阳两虚型糖尿病，证见多尿、尿频、夜尿增多、消瘦乏力、大便稀溏、腰膝酸软、性欲减退、阳痿早泄、舌质白苔淡、脉弱等。

方9　黄芪当归水治糖尿病

配方　黄芪45克，当归、川芎、赤芍、桃仁、丹参、红花、地龙、生地、柴胡、甘草各15克。

用法　将上药加清水适量，煎煮30分钟，去渣取汁，与2000毫升开水一起倒入盆中，先熏蒸，待温度适宜时泡洗双脚，每天早、晚各1次，每次熏泡40分钟，20天为1疗程。

功效　适用于气虚血瘀型糖尿病，证见乏力、口渴、心胸憋气、心前区疼痛、舌质紫暗或有瘀斑、舌体胖、脉沉弱。

方10　苏木赤芍水治糖尿病

配方　苏木50克，木瓜、透骨草、川椒、赤芍各30克，桂枝18克，川芎15克，红花、白芷各12克，艾叶、川乌、草乌、麻黄各10克。

用法　将诸药同放锅中，加水5000毫升，浸泡20分钟后，水煎取汁，放入浴盆中，先熏手足30分钟，待温度适宜时再将手足放入浸泡30分钟，每日2次，20天为1疗程。

功效　活血通络，祛风散寒。适用于糖尿病手足麻木、疼痛、感觉减退等。

【有效穴位】

太冲、太溪等穴（图4-23）。

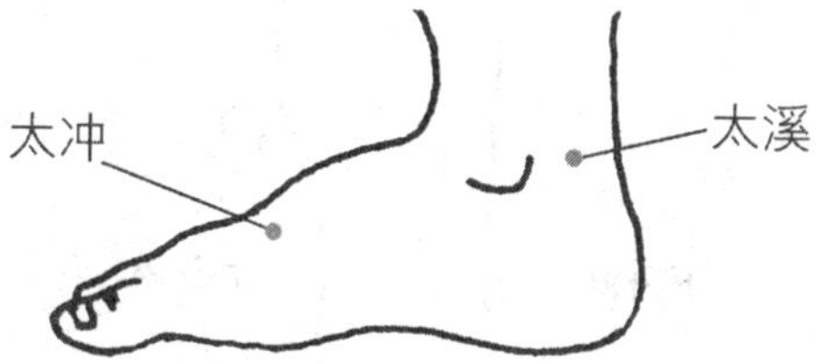

图4-23

【按摩手法】

单指扣拳，点按太冲、太溪处50～100次，力度以酸痛为宜，男性患者先左后右，女性患者先右后左。

【有效反射区】

胰、肾上腺、腹腔神经丛、甲状腺、输尿管、性腺、胃、脾、十二指肠、上身淋巴 、下身淋巴等反射区（图4-24）。

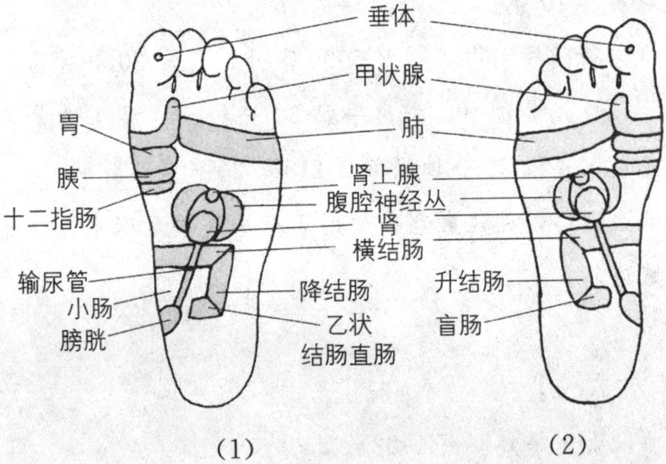

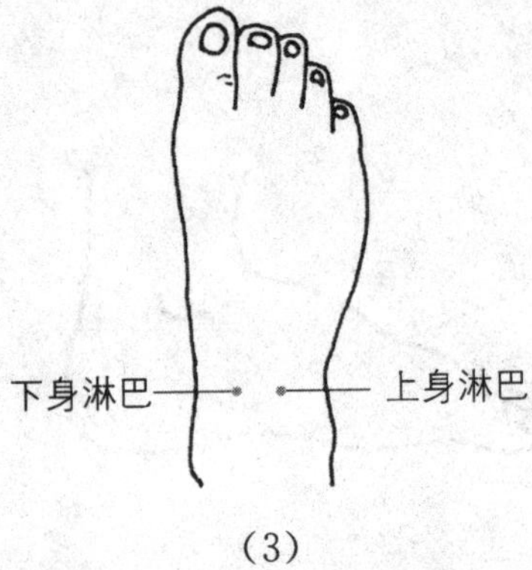

图 4-24

【按摩手法】

1. 单指扣拳在胰、胃、垂体、肾、腹腔神经丛、上身淋巴、下身淋巴处点按 50～100 次，以稍有疼痛为宜；

2. 在肾上腺、肺、甲状腺、输尿管、膀胱、各肠区推压 50～100次，以酸胀为宜。

【生活注意】

糖尿病患者要坚持有规律的生活制度、适当参加力所能及的体力活动，但不得过劳，饮食清淡、多吃新鲜蔬菜水果，控制糖的摄入，忌食肥甘厚味。避免精神紧张，保持皮肤清洁，预防各种感染。

◆神经衰弱

神经衰弱是一种常见的神经病症，患者多见于中青年人，以脑力劳动者居多。多数患者体质羸弱，失眠，多梦，情绪不稳，烦躁易怒，倦怠无力，头昏脑涨，记忆减退，消化不良，便秘或腹泻，注意力不能集中，头痛等。男性患者有遗精、阳痿及早泄，女性患者有月经不调、性功能减退等症状。

有关资料表明，与本症发病有关的精神因素，包括工作和学习过度紧张、忙乱，休息和睡眠长期无规律，思想矛盾持久不能解决，以及伴随这些因素的思想负担和不愉快情绪。躯体有消耗性疾患时也有助于神经衰弱发生的倾向。因此，个性有缺陷，有慢性躯体疾病者，在外界的某些不良因素影响下容易发生神经衰弱。

【足浴疗法】

方 1　枸杞大枣水治神经衰弱

配方　枸杞 50 克，大枣 20 枚。

用法　将上药加水适量，煎煮 30 分钟，去渣取汁，与 1000 毫升开水同入脚盆中，先熏蒸，待温泡洗双脚，每晚 1 次，每次 40 分钟。10 天为 1 个疗程。

功效　滋肾养肝，安神清心。适用于肝肾阴虚所致的神经衰弱。

方2　枣仁黄花水治神经衰弱

配方　枣仁30克，干黄花菜30克。

用法　将上药水煎取汁，同1000毫升开水一起倒入脚盆中，先熏蒸，待温度适宜时泡洗双脚，每天2次，每次40分钟，7天为1疗程。

功效　疏肝健脾，宁心安神。用于肝气郁结所致的神经衰弱。

方3　百合水治神经衰弱

配方　鲜百合100克，酸枣仁20克，远志15克。

用法　将鲜百合浸泡一夜，与酸枣仁、远志加水2000毫升煮沸，取汁入盆中，先熏蒸，待温度适宜时浸泡双脚，每天睡前1次，每次30分钟，7天为1疗程。

功效　安神宁心，益气补中。对神经衰弱型失眠，多梦很有效。

方4　党参首乌水治神经衰弱

配方　党参25克，首乌25克，桑椹子25克，当归、白术、黄芪各20克。

用法　将上药加水适量，煎煮20分钟，去渣取汁，与1000毫升开水同入盆中，先熏蒸，待温度适宜时泡洗双脚，每天1次，每次40分钟。15天为1疗程。

功效　健脾养心，益智安神。适用于神经衰弱型失眠、多梦、健忘、疲乏无力以及脑功能减退等症状。

方5　蜂蜜水治神经衰弱

配方　蜂蜜水100克。

用法　将蜂蜜加入2000毫升开水中，先熏蒸，待温度适宜时泡洗双脚，每天睡前1次，每次30分钟。10天为1个疗程。

功效　养心安神。主治心阴不足所致的心烦、失眠。

方6　合欢柴胡水治神经衰弱

配方　合欢皮、柴胡、五加皮各20克，远志、当归、杜仲各10克。

用法　将上药加水适量，煎煮20分钟，去渣取汁，与1000毫升开水同入盆中，先熏蒸，待温度适宜时泡洗双脚，每天1次，每次40分钟。15天为1个疗程。

功效　疏肝解郁。适用于神经衰弱型心烦意乱、失眠多梦、心慌心悸等症。

【有效穴位】

公孙、然谷等穴位（图4-25）。

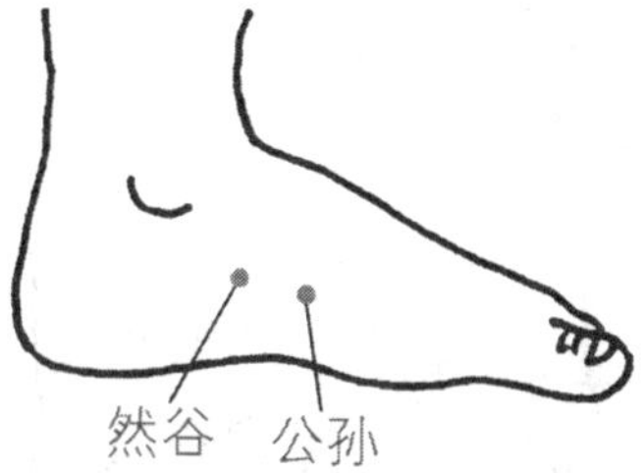

图4-25

【按摩手法】

揉搓足小趾，然后揉压然谷、公孙穴50次，如配以按压天柱穴（项后发际内斜方肌之外侧，主治头部僵硬）效果更好。

【有效反射区】

大脑、垂体、腹腔神经丛、小脑、颈项、甲状腺、心、肺、肾、上身淋巴、下身淋巴、内耳迷路等反射区（图4-26）。

【按摩手法】

1. 大脑、小脑、脑干、三叉神经、腹腔神经丛、颈椎、耳、甲状腺、胃各反射区推压50～100次，力度稍重；

2. 心、脾、肾、肾上腺、脑垂体按揉50～100次；

3. 上身淋巴、下身淋巴双指捏按30～50次；

4. 内耳迷路单指刮压50次。

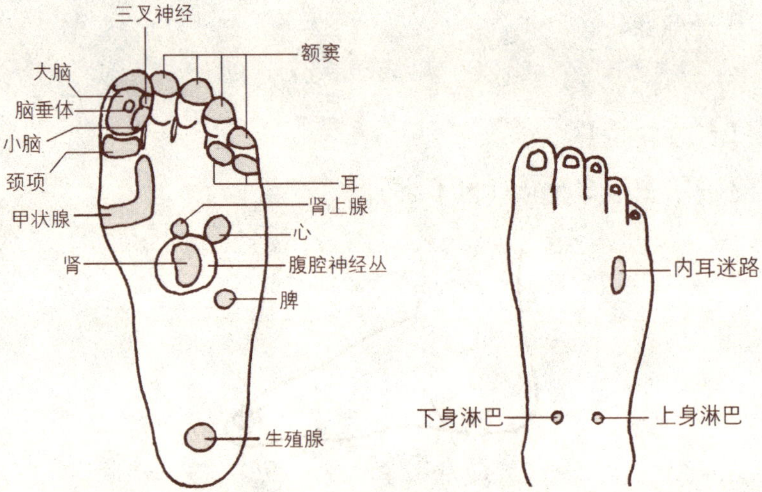

图 4-26

【生活注意】

1. 调整情绪，保持心情愉快；

2. 加强体育锻炼，多参加有益的社会活动。

◆三叉神经痛

三叉神经痛是常见的病患，多发生于40岁以上的中年或老年人，其特点是三叉神经分布区域内出现阵发性、反复发作的剧烈疼痛，疼痛发生急骤、剧烈，间歇期长短不定，短者仅数秒，长者数小时。大多数情况下活动时易发作，如咀嚼、刷牙、洗脸、说话、打喷嚏、进食、转头都可引发。多为单侧面痛。

本病中医称为“面痛”。由于阳明经络受外感风寒、风毒传入而凝滞不行，故引发面痛。或由于情感内伤，肝火通达，郁而化火，上扰所致。气血瘀滞，阻塞经络，不通则痛。临床以肝胆风火和阳明燥热者多见。

中医学认为三叉神经痛主要是与肝、胆、脾、胃有关，由于肝郁化火，引起肝风，或过食炙炸辛辣，引起胃炎熏蒸，上攻头面，或风寒外侵，气血瘀滞而引发。

三叉神经痛是一种顽固难治之症，至今尚无特效疗法。中药泡脚和足部按摩疗法治疗原发性三叉神经痛有一定的疗效，通过几个疗程的治疗，可减少疼痛发作的次数，甚至完全康复。

【足浴疗法】

方 1　艾叶水治三叉神经痛

配方　艾叶 50 克，菊花 30 克，薄荷 15 克。

用法　将上药加适量清水泡 30 分钟，煎数沸，同 1000 毫升开水一起倒入盆中，趁热熏蒸，待温度适宜时泡洗双脚，每天 2 次，每次 30 分钟。

功效　祛风活血，清热止痛。用治三叉神经痛、头痛等。

方 2　川芎水治三叉神经痛

配方　川芎 50 克，白芷 50 克，全蝎 30 克，细辛 20 克。

用法　将上药加清水 3000 毫升，浸泡 10 分钟，煎数沸，待水煮至剩一半时，即可澄出倒入脚盆，先熏蒸，待温泡洗双脚，每天 1 次，每次 40 分钟，10 天为 1 疗程。

功效　祛风平肝，活血止痛。适用于三叉神经痛，血管神经性头痛，对牙痛、偏头痛亦有疗效。

方3　明天麻水治三叉神经痛

配方　明天麻30克，双钩藤20克，白芍20克，蔓荆子15克，刺蒺藜15克。

用法　将上药用清水洗净，加水煎煮30分钟，去渣取汁，与1500毫升开水同入脚盆中，先熏蒸，待温度适宜后泡足，每次临睡前1次，每次40分钟，10天为1个疗程。

功效　祛风通络，化瘀止痛。用治三叉神经痛、偏头痛。

方4　半夏水治三叉神经痛

配方　半夏50克，白术50克，陈皮30克，红花30克，五灵脂20克。

用法　将上药加清水适量，浸泡10分钟后，水煎取汁，放入盆中，先熏蒸，待温时足浴，每晚1次，每次30分钟，浴后即可上床睡觉，连续5天为1疗程。

功效　祛风活血，通络止痛。用治三叉神经痛、血管神经性头痛。

方5　当归水治三叉神经痛

配方　当归50克，防风30克，荆芥30克，细辛、白芷各20克。

用法　上药加清水适量煎沸10分钟，取药液同1000毫升开水倒入脚盆中，先熏蒸，待温度适宜时泡洗双脚，每天2次，每次40分钟，5天为1疗程。

功效　活血化淤，祛风止痛。用于偏头痛，三叉神经痛。

【有效穴位】

陷谷、内庭、行间、三阴交等穴位（图4-27）。

【按摩手法】

1. 揉按三阴交 30～50 次，力度适中；

2. 拇指按压陷谷、内庭、太冲、行间各穴位 50～100 次。

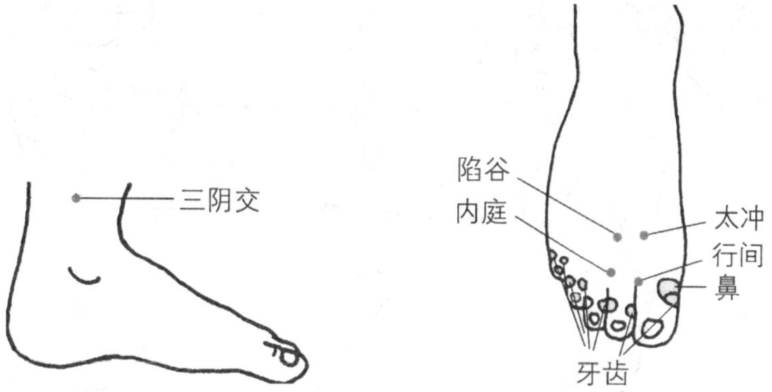

图 4-27

【有效反射区】

三叉神经、眼、鼻、口、耳、牙齿、肾、输尿管、膀胱、大脑、脑干等反射区（图 4-28）。

【按摩手法】

1. 单指扣拳，在三叉神经、眼、鼻、口、耳、牙齿处点按 50～100次，力度以疼痛为宜；

2. 在大脑、脑干、肾、膀胱处按揉 30～50 次；

3. 在输尿管、肺处推压 30～50 次。

【生活注意】

1. 对继发性三叉神经痛，应查明原因再进行治疗。

2. 患者要保持乐观情绪，避免精神紧张。

3. 不食刺激性食物及海鲜等发物，忌烟酒。

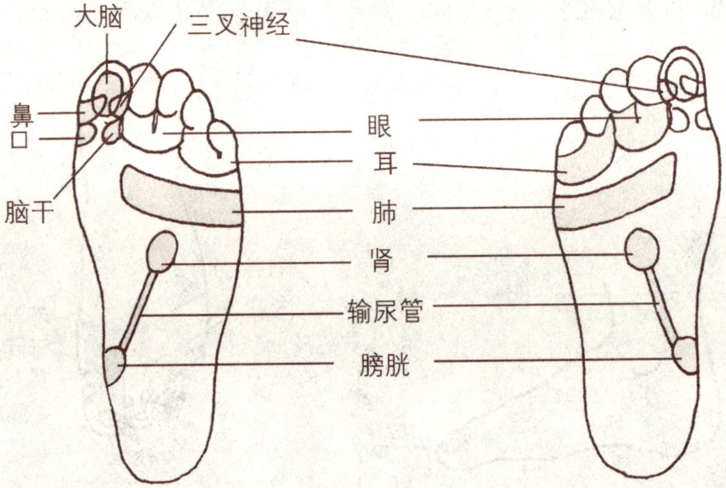

图 4-28

◆坐骨神经痛

坐骨神经是全身最大的神经，其支配运动和感觉的区域非常广泛。

坐骨神经痛，其痛始于臀部，沿股后侧、腘窝、小腿后外侧面而放射至足背，属中医“痹证”范畴，是临床常见多发病。该病多为慢性，病程缠绵，根治颇费时日。

此病多因风寒湿邪侵袭、阻滞经络所致。或为椎间盘突出，坐骨神经附近各组织的病变如髋关节、骶髂关节疾病，脊椎炎、肌炎，子宫及前列腺癌，腰骶脊髓及其神经根的肿瘤等均能引起该病的发生。前者多属痹证范畴，后者多为继发于其他疾病中。

中药泡脚和足部按摩疗法治疗坐骨神经痛疗效显著，治疗越早，疗效越好，疗程越短。

【足浴疗法】

方1　熟地水治坐骨神经痛

配方　熟地50克，桑寄生50克，当归、茯苓各30克，独活、防风、秦艽、川芎各20克。

用法　将上药加清水适量，煎煮30分钟，去渣取汁，与2000毫升开水一起倒入盆中，先熏蒸，待温度适宜时，泡洗双脚，每天1次，每次熏泡40分钟，10天为1疗程。

功效　祛风除湿，活血止痛。用于坐骨神经痛。

方2　生地桃仁水治坐骨神经痛

配方　生地30克，桃仁20克，归尾、独活、牛膝各15克，白酒100克。

用法　将上药（白酒除外）加水2000毫升浸泡后煮沸，煎至1500毫升时倒入白酒，澄出药液，倒入盆中。待温度适宜时泡洗双脚，每天2次，每次30分钟，15天为1疗程。

功效　祛湿通络，活血止痛。用治坐骨神经痛、腿痛等。

方3　黄柏大黄水治坐骨神经痛

配方　黄柏50克，大黄50克，威灵仙、牛膝、独活各30克，山西陈醋200克。

用法　将上药加清水适量（陈醋除外），煎煮30分钟，去渣取汁，将陈醋与2000毫升开水倒入盆中，先熏蒸，待温度适宜时泡洗双脚，每天早、晚各1次，每次熏泡40分钟，10天为1疗程。

功效　活血化瘀，除湿通痹，消炎止痛。用于坐骨神经痛、腰腿痛、足后跟痛等。

方 4　**透骨草水治坐骨神经痛**

配方　透骨草 30 克，路路通、制川乌、制草乌各 20 克，独活、鸡血藤各 15 克。

用法　将上药加清水适量，煎煮 30 分钟，去渣取汁，与 2000 毫升开水一起倒入盆中，先熏蒸，待温度适宜时泡洗双脚，每天 1 次，每次熏泡 40 分钟，10 天为 1 个疗程。

功效　活血止痛，祛风除湿，温经通络。主治坐骨神经痛、腿痛、腰痛等。

【有效穴位】

太溪、阳陵泉、足三里、昆仑等穴位（图 4-29）。

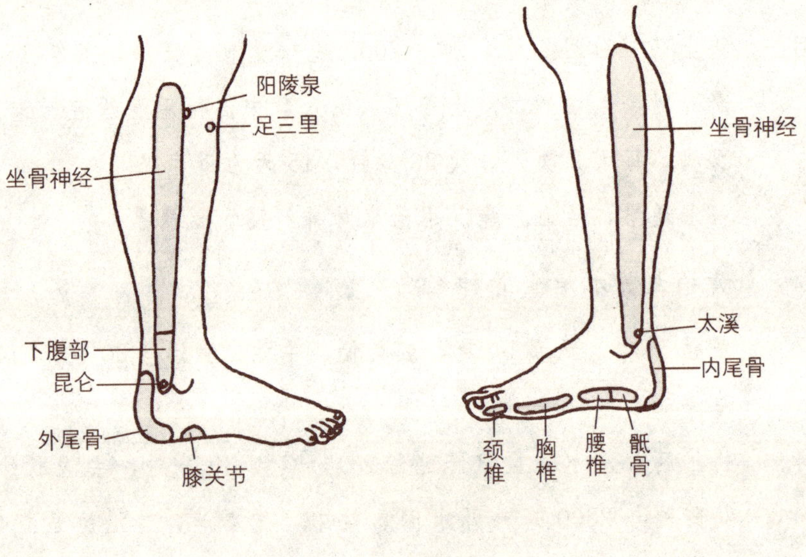

图 4-29

【按摩手法】

1. 点按阳陵泉、足三里 50～100 次，力度以酸胀为宜；

2. 捏揉昆仑、太溪 30～50 次，力度适中。

【有效反射区】

坐骨神经、内尾骨、外尾骨、膝关节、颈椎、胸椎、腰椎、骶骨、肾、肾上腺、膀胱等反射区（图 4-29，图 4-30）。

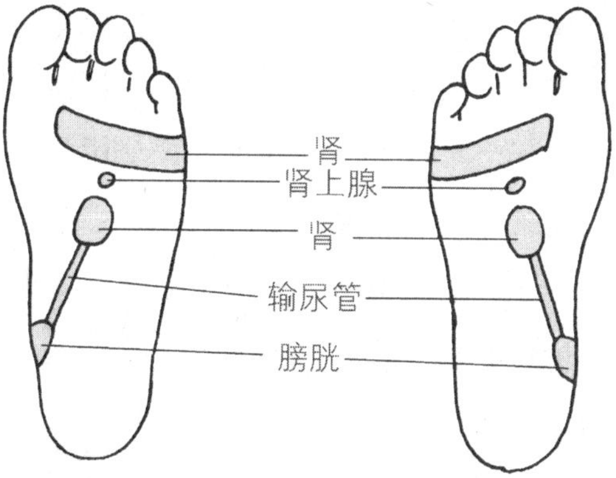

图 4-30

【按摩手法】

1. 双指扣拳，推压坐骨神经、肺、输尿管 100 次，力度以胀痛为佳；

2. 揉按下腹部、外尾骨、内尾骨、膝关节、颈椎、胸椎、腰椎、骶骨各 30～50 次，力度稍轻；

3. 点按肾上腺、肾、膀胱 50～100 次，力度适中。

【生活注意】

1. 本疗法对原发性坐骨神经痛有很好的疗效。对于继发性坐骨神经痛应查明病因后对症治疗；

2. 注意保暖，以防受寒。

◆肥胖症

肥胖是指人体内脂肪堆积过多，显著超过正常人的平均量。

肥胖的判断没有绝对标准，一般可根据标准体重进行判断。标准体重有一种比较简易的计算方法：

男性平均体重（千克）＝身高（厘米）－105

女性平均体重（千克）＝身高（厘米）－100

一般而言，超过标准体重的10%，称为过重，超过标准体重20%～30%者为轻度肥胖；超过30%～50%者为中度肥胖；超过50%以上则为重度肥胖。

肥胖症可始于任何年龄，但以40～50岁女性多见。目前医学界认为引起肥胖的原因大致有两类：一类是病理性致肥，主要是因为内分泌失调，体内脂肪代谢障碍，脂肪积而不“化”；另一类是生理性致肥，主要是因为饮食失控，营养摄入失衡，致使体内脂肪过量堆积。

由于病人肥胖程度不同，表现亦各异，轻度肥胖者一般无任何症状，中度和重度肥胖者有行动缓慢、易感疲劳、气促、负重关节酸痛或易出现退行性病变。男性可有阳痿，妇女可有月经量减少、闭经、不孕，常有腰酸，关节疼痛等症状。并易伴发高血压、冠状动脉粥样硬化性心脏病、痛风、动脉硬化、糖尿病、胆石症等。

足部按摩疗法有较好的减肥效果，而且不会产生副作用。对于内分泌失调引起的肥胖症，足部按摩重在调节内分泌功能，从而调节体内的脂肪代谢；对于因摄食过多引起的肥胖症，足部按摩重在调节胃肠道的功能，减少食物的摄入，从而减少脂肪的堆积。

【足浴疗法】

方1　白萝卜水治肥胖

配方　白萝卜500克，黄瓜300克，韭菜200克。

用法　将上药加清水2000毫升，煎煮至1500毫长时，澄出药液，倒入盆中，先熏蒸双脚，待温度适宜时泡洗双脚，每晚临睡前泡洗1次，每次40分钟，20天为1疗程。

功效　白萝卜含有芥子油等物质，能促进脂肪类物质更好地新陈代谢，从而起到防止脂肪在皮下堆积的作用。韭菜含纤维素较多，有通便作用，能排出肠道中过剩的营养物。黄瓜含有丙醇二酸，能够抑制食物中的碳水化物在体内转化成脂肪。

方2　冬瓜皮水治肥胖

配方　冬瓜皮200克，首乌50克，槐角30克。

用法　将上药加清水2000毫，都沸后澄出药液倒入盆中，先熏蒸，待温度适宜时浸泡双脚，每天两次，每次30分钟，15天为1疗程。

功效　利水消肿，降脂提神。适用于肥胖症患者。

【有效穴位】

足三里、上巨虚、下巨虚、内庭、三阴交、涌泉等穴位（图4-31）。

【按摩手法】

1. 按揉足三里、上巨虚、下巨虚各30～50次。
2. 点按三阴交、涌泉穴各50～100次，力度适中；
3. 掐内庭穴10～30次，以疼痛为佳。

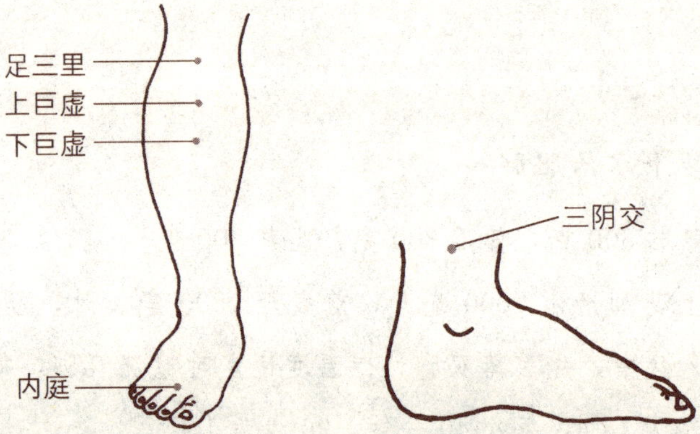

图 4-31

【有效反射区】

胃、十二指肠、垂体、甲状腺、肺、肾上腺、肾、输尿管、小肠、膀胱、生殖腺等反射区（图 4-32）。

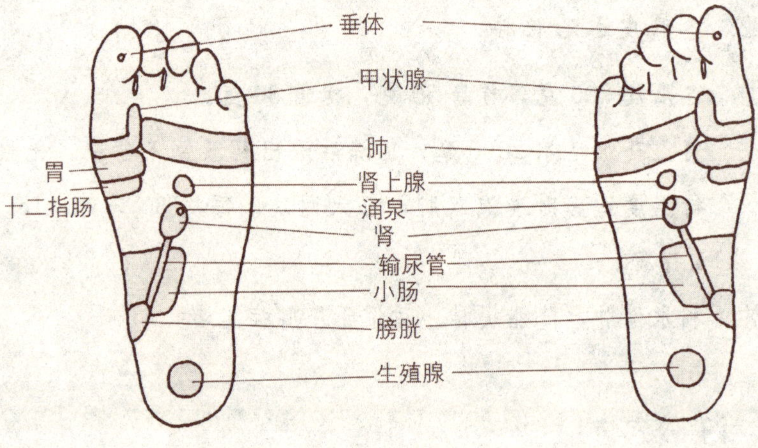

图 4-32

【按摩手法】

1. 食指扣拳在胃、肾、膀胱、生殖腺、肾上腺、垂体处各点按 50～100 次，力度稍重，以胀痛为宜；

2. 拇指在输尿管、肺、十二指肠、小肠、甲状腺各处推压

30～50次，力度稍重，以气感为佳。

【生活注意】

在用足部按摩调理时，应注意饮食的调节，再参加一定的体力活动和适应自身的体育锻炼及其他有益活动，则会收到理想的效果。另外，进食时速度要减慢，按摩时手法以强刺激为主。

第五章

外科——明享足疗，暗获健康

为什么外国人喜欢洗澡，而受千年文明熏陶的中国人却喜欢洗脚？为什么中医将身体看作一个有机的整体，膝盖痛在手上找针灸和按摩的穴位，而西医却主张头痛医头脚痛医脚？如何才能通过外部病症的安抚，使得内部心神得以安定呢？取得成功没有近道可操，对于疾患，攘外安内却有捷径可走——足疗养生。

◆疥　疮

疥疮是一种由疮毒细菌传染而引起的疾病。此症初起，形如芥子之粒，故名疥疮。大多是因个人卫生不良，或接触疥疮之人而被传染，也有的是因风、湿、热、虫郁于肌肤而引起。一般是由手指或脚丫处发生，渐渐蔓延到全身，只有头面不易波及，其搔痒过度，会使皮肤破裂，流出血水，结成干痂，其中有虫，日久化脓，又痛又痒，难过至极。内服可吃清热、凉血、散风、解毒的食物，外治也应同时实行。

【足浴疗法】

方1　杏仁大枫水治疥疮

配方　杏仁49个，大枫子49个，枯矾9克，樟脑9克，轻粉9克，柏油烛90克，蛇床子9克。

用法　将上药加清水2000毫升，煎至水剩1500毫升时，澄出药液，倒入脚盆中，先熏蒸擦洗患处，待温度适宜时泡洗双脚，每天2次，每次40分钟，3天为1疗程。

功效　主治疥疮。

方2　花椒雄黄水治疗疥疮

配方　花椒15克，雄黄30克，胡萝卜1个。

用法　前2味研末与胡萝卜共捣烂，放入盆中，加入开水1500毫升，先用棉签醮药液擦洗患处，待药温适宜时浸泡双脚，每天2次，每次40分钟，连用3～5天。

功效　杀虫解毒。治疗疥疮。

方3　土烟草水治疗疥疮

配方　土烟草50克（取新鲜叶上有毛者佳）。

用法　将上药捣烂，与适宜开水同入浴盆中，趁热熏蒸患处，待温度适宜时洗浴，每天2次，每次30分钟，连用3～5天。

功效　治疗疥疮。

方 4　苦参花椒水治疥疮

配方　苦参 30 克，花椒 10 克。

用法　将上药加清水适量，煎煮 30 分钟，去渣取汁，与 2000 毫升开水一起倒入浴盆中，先熏蒸擦洗患处，待温度适宜时洗浴，每天早、晚各 1 次，每次熏洗 40 分钟，连用3～5天。

功效　治疗疥疮。

方 5　白矾白芷吴茱萸治疥疮

配方　白矾、白芷、吴茱萸、硫黄、川椒各 30 克。

用法　将上药加清水适量，煎煮 30 分钟，去渣取汁，与 2000 毫升开水一起倒入盆中，先熏蒸擦洗患处，待温度适宜时泡洗双脚，每天 2 次，每次熏泡 30 分钟。

功效　治疥疮。

【有效穴位】

承山、足三里、上巨虚、下巨虚、涌泉（图 5-1）。

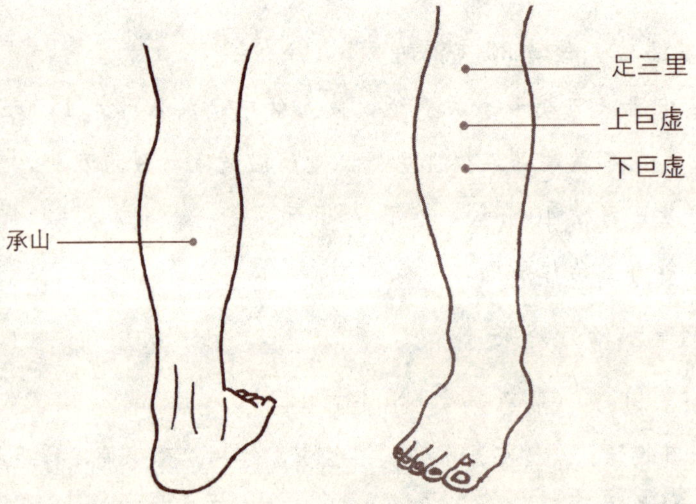

图 5-1

【按摩手法】

1. 点按承山、足三里、上巨虚、下巨虚 30～50 次；

2. 单食指扣拳，顶点涌泉穴 50～100 次，力度稍重，以酸痛感为宜。

【有效反射区】

肛门、直肠、小肠、甲状旁腺、腹腔神经丛、下身淋巴、内尾骨等反射区（图 5-2）。

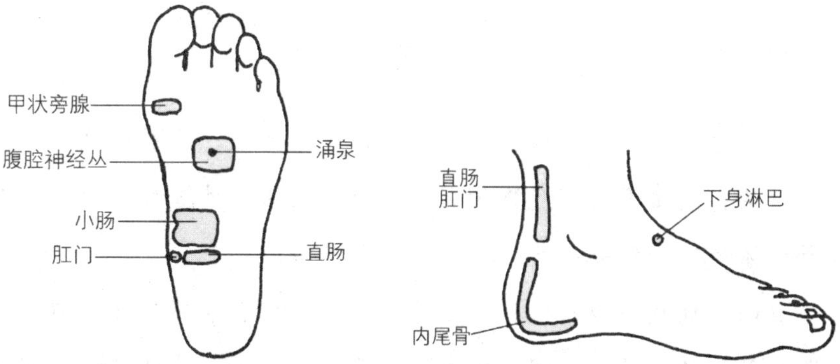

图 5-2

【按摩手法】

1. 腹腔神经丛、小肠、直肠、内尾骨反射区推压50～100次；

2. 直肠、肛门、下身淋巴捏按 50～100 次；

3. 甲状旁腺按揉 30～50 次。

【生活注意】

1. 避免劳累、久站负重。

2. 多吃水果蔬菜，保持大便通畅。

3. 少食辛辣刺激之物，忌烟酒。

4. 平时可常做提肛锻炼。

◆颈椎病

颈椎病又称颈椎综合征，是指颈椎及其周围软组织，如颈间盘、后纵韧带、黄韧带、脊髓鞘膜等发生病理改变而导致颈神经根、颈部脊髓、椎动脉及交感神经受到压迫或刺激而引起的综合征群。该病好发于40岁以上成年人，无论男女皆可发生，是临床常见多发病。

颈椎病多因身体虚弱、肾虚精亏、气血不足、濡养欠乏；或气滞、痰浊、瘀血等病理产物积累，致经络瘀滞、风寒湿邪外袭，痹阻于太阳经脉，经隧不通、筋骨不利而发病。

其临床症状多为头颈、肩臂麻木疼痛，重者肢体酸软乏力，甚则大小便失禁、瘫痪。部分患者可有头晕、耳鸣、耳痛和握力减弱及肌肉萎缩等。如能每天坚持中药泡脚和足部按摩，多数患者会收到很好的疗效。

【足浴疗法】

方1　当归水治颈椎病

配方　当归30克，川芎、红花、刘寄奴、路路通各20克，桑枝、白芥子各15克。

用法　将上药加清水适量，煎煮30分钟，去渣取汁，与2000毫升开水一起倒入盆中先熏蒸，待温度适宜时泡洗双脚，每天2次，每次熏泡40分钟，中病即止。

功效　活血化瘀，行气通络，除湿涤痰。用治颈椎病。

方 2　葛根水治颈椎病

配方　葛根、伸筋草各 50 克，白芍、丹参、秦艽各 30 克，鸡血藤、桑枝各 20 克。

用法　将上药加清水适量，浸泡 20 分钟，煎数沸，取药液与 1500 毫升开水同入脚盆中，趁热熏蒸，待温度适宜时泡洗双脚，每天 2 次，每次 40 分钟，中病即止。

功效　活血祛瘀，理气止痛，舒筋通络，消瘀散结。适用于各型颈椎病。

方 3　生草乌水治颈椎病

配方　生草乌、细辛各 30 克，洋金花 20 克，冰片 25 克。

用法　将生草乌、细辛、洋金花三种药加清水 2000 毫升，煎至水剩 1500 毫升时，澄出药液，倒入脚盆中，置入冰片，先熏蒸，待温度适宜时泡洗双脚，每天 2 次，每次 40 分钟，中病即止。

功效　祛风散寒，通络止痛。用治颈椎、腰椎及老年骨关节痛等症。

方 4　鸡血藤水治颈椎病

配方　鸡血藤 50 克，川牛膝、葛根、赤芍各 30 克，地龙、全蝎各 20 克。

用法　将上药加清水适量，煎煮 30 分钟，去渣取汁，与 2000 毫升开水一起倒入盆中，先熏蒸擦洗患处，待温度适宜时泡洗双脚，每天早、晚各 1 次，每次熏泡 40 分钟，10 天为 1 疗程。

功效　活血化瘀，通经止痛。用治颈椎病。

方 5　夜交藤水治颈椎病

配方　夜交藤、茯苓、丹参、白芍各 30 克，天麻、桂枝、生甘草各 20 克。

用法　将上药加清水适量，煎煮 30 分钟，去渣取汁，与 2000 毫升开水一起倒入盆中，先熏蒸，待温度适宜时泡洗双脚，每天早、晚各 1 次，每次熏泡 4 分钟，10 天为 1 疗程。

【有效穴位】

申脉、昆仑等穴位（图 5-3）。

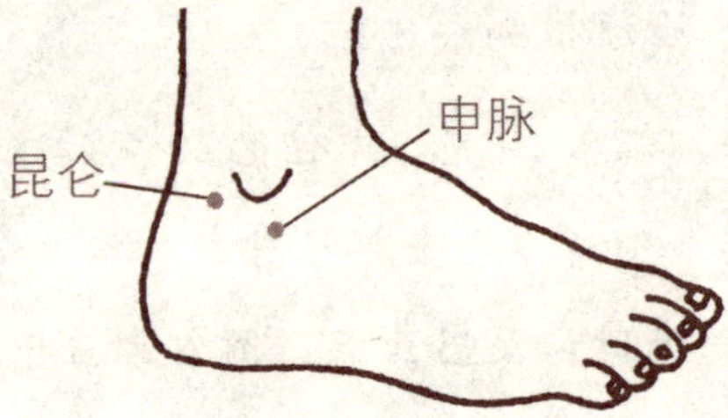

图 5-3

【按摩手法】

在昆仑、申脉处捏揉 50～100 次，每天二次，力度以酸痛为宜。

【有效反射区】

三叉神经、大脑、小脑、颈项、斜方肌、内尾骨、骶骨、腰椎、胸椎、颈椎等反射区（图 5-4）。

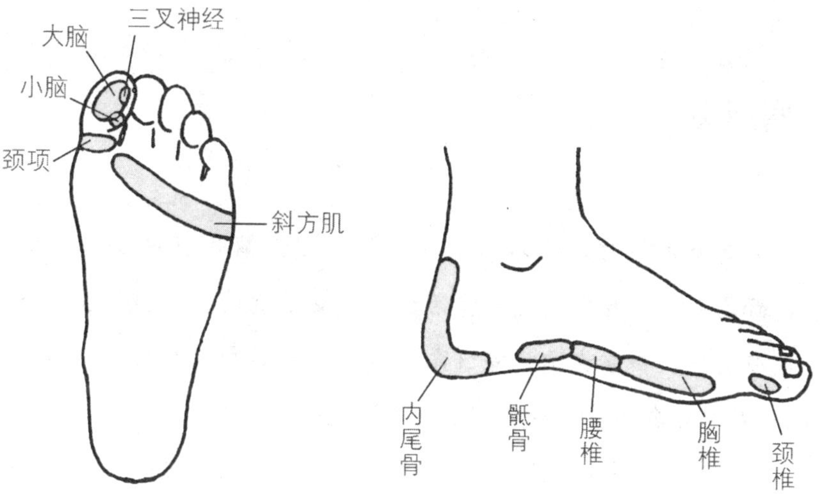

图 5-4

【按摩手法】

1. 扣指法在颈椎、颈项、三叉神经、小脑处推压 50～100 次，力度稍重，以疼痛为佳；

2. 点按大脑反射区 30～50 次；

3. 在斜方肌、内尾骨、骶骨、腰椎、胸椎处推揉 30～50 次，力度稍轻。

【生活注意】

1. 经常做颈项活动，锻炼颈部。

2. 患者不宜低头工作过久，也要避免不正常的体位，如躺在床上看电视等，避免头顶或手持重物。睡枕不宜过高、过低、过硬，并注意局部保暖。

3. 反复落枕，即为颈椎病的先兆，故落枕的治疗与颈椎病的治疗大同小异。

◆肩周炎

肩周炎是俗称，全名叫肩关节周围炎。肩周炎并非特定的疾病，而是由于某种原因使肩膀活动出现受限制的状态，是临床上的常见多发病。中医古称为漏（露）肩风、肩凝和冻结肩。此病又因以50岁左右者多见，故有“五十肩”之称。

肩周炎多为单侧发病，也有极少数患者双侧同时发病。肩部疼痛，活动不便，有时夜间痛醒，后期则表现为肩关节粘连，活动功能明显受限。患者常不能做背手、梳头、系腰带、穿衣等动作。肩部肌肉有僵硬、紧张或肌肉萎缩现象，同时肩关节周围有明显压痛。

中医学认为，本病的发生是由于年老肝肾亏损，气血虚弱，血不荣筋，或外伤后遗，痰浊瘀阻，复感风寒湿邪，使气血凝滞不畅，筋脉拘挛而致。肩关节周围炎初起肩周微痛，常未引起患者注意。以后疼痛加重，肩关节运动障碍日渐加重，甚则肩峰突起，上举不便，后变欠利，不能作梳头、脱衣、洗脸等动作，肩部肌肉可有痉挛或萎缩等现象。后期引起整个肩关节僵直，活动困难，疼痛可影响夜间睡眠，早期治疗非常重要。

【足浴疗法】

方1　炒地龙水治肩周炎

配方　炒地龙50克，红花、威灵仙、桃仁各50克，五加皮、防己各20克。

用法　将上药加清水2000毫升，煎至1500毫升时取药液倒入盆中，先熏蒸，待药液温度40℃左右时，泡洗双脚每次30分钟，每日2次，5天为1疗程。

功效　舒筋通络，祛瘀止痛，滑利关节。适用于肩周炎。

方2　桂枝大枣水治肩周炎

配方　桂枝、大枣、羌活各30克，生姜、甘草、白芍、桑枝各20克。

用法　将上药加清水2000毫升，煎至1500毫升时取药液倒入盆中，先熏蒸，待药液温度40℃左右时，泡洗双脚每次30分钟，每日2次，5天为1疗程。

功效　祛寒止痛，舒筋活血。

方3　川乌樟脑水治肩周炎

配方　川乌、樟脑、细辛各50克，冰片20克，山西陈醋100克。

用法　将上药加清水2000毫升（冰片、陈醋除外），煎至水剩1500毫升时，澄出药液，与冰片、陈醋一起倒入脚盆中，先熏蒸，待药液温度适宜时泡洗手脚，每天泡洗2次，每次40分钟，10天为1疗程。

功效　散寒止痛，活血通络。主治肩周炎。

方4　黄芪当归治肩周炎

配方　黄芪50克，当归30克，桂枝、白芍、威灵仙、生姜各20克，大枣10枚。

用法　将上药加清水适量，浸泡20分钟，煎2次，每次30分钟，合并药液与1500毫升开水同入脚盆中，趁热熏蒸，待温度适宜时泡洗双脚，每天2次，每次40分钟，10天为1疗程。

功效　补卫气，通经络，散寒湿。主治肩周炎。

【有效穴位】

昆仑、申脉、隐白、至阴等穴位（图 5-5）。

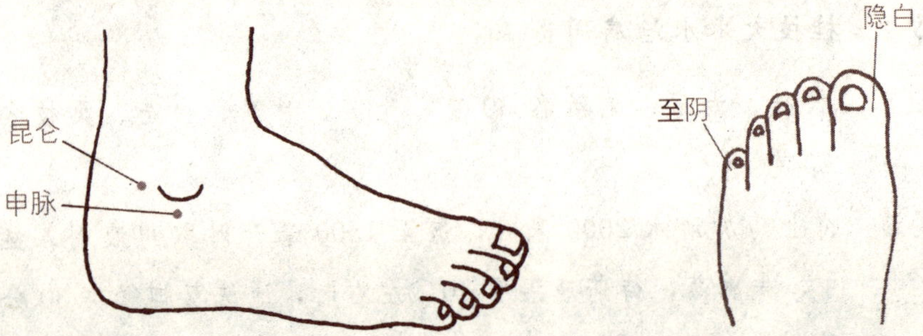

图 5-5

【按摩手法】

1. 在昆仑、申脉捏揉 30～50 次，力度以酸疼为宜；

2. 掐按隐白、至阴二穴各 30～50 次，力度稍轻。

【有效反射区】

肩、颈项、斜方肌、肩胛骨、上臂等反射区（图 5-6）。

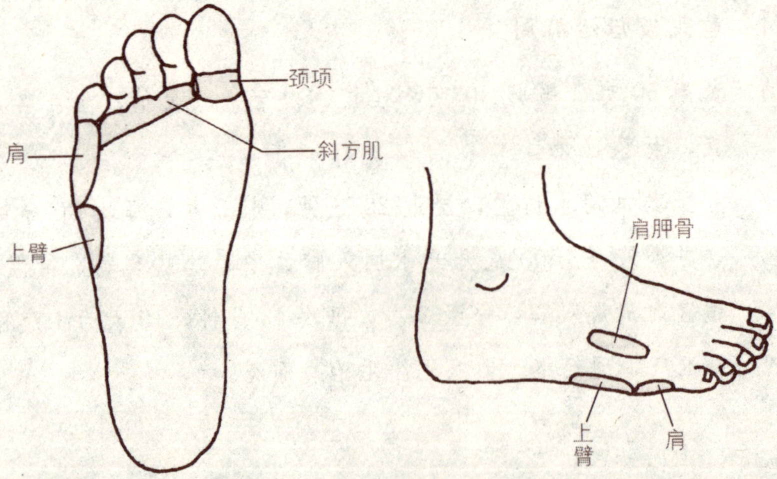

图 5-6

【按摩手法】

1. 点按肩、上臂、斜方肌各100次，力度以酸胀为宜；

2. 按揉颈项50～100次，力度适中；

3. 推压肩胛骨50～100次，力度以胀疼为宜。

【生活注意】

1. 治疗期间，避免提重物；

2. 注意肩部保暖，每天做肩部活动煅炼。

◆风湿性关节炎

风湿性关节炎是一种常见的急性或慢性结缔组织炎症，可反复发作并累及心脏。临床以关节和肌肉游走性酸楚、重著、疼痛为特征。中医称本病为“三痹”，根据感邪不同及临床主要表现，有“行痹”、“痛痹”、“着痹”的区别，其病机主要为风寒湿邪三气杂至，导致气血运行不畅，经络阻滞所致。中药泡脚和足部按摩对本病有较好的疗效。

【足浴辽法】

方1　伸筋草秦艽水治风湿性关节炎

配方　伸筋草、秦艽、桑树根各30克。

用法　上药加清水2000毫升，煎沸10分钟后，将药液倒入脚盆内，先熏蒸患处，待温浸泡双脚30分钟，每日1次，10次为1疗程。

功效　主治风湿性关节炎。

方2　四枝水治疗风湿性关节炎

配方　椿树枝、柳树枝、桑树枝、榆树枝各100克。

用法　将上药加清水2000毫升，煎至水剩1500毫升时，澄出药液，倒入脚盆中，先熏蒸，待温度适宜时泡洗双脚，每晚临睡前泡洗1次，每次40分钟，20天为1疗程。

功效　治疗风湿性关节炎引起的关节痛。

方3　五枝水治风湿性腿痛

配方　鲜桃树枝、鲜柳枝、鲜槐树枝、鲜桑枝各50克，透骨草30克。

用法　将上药加清水适量，煎煮30分钟，去渣取汁，与2000毫升开水一起倒入盆中，先熏蒸患处，待温度适宜时泡洗双脚，每天1次，每次熏泡40分钟，10天为1疗程。

功效　用治风湿性腰腿痛。

方4　半夏乳香散治急性风湿性关节炎

配方　半夏、当归、没药各20克，乳香18克，红花30克，制川乌、草乌各15克。

用法　将上药加清水适量，煎煮30分钟，去渣取汁，与2000毫升开水一起倒入盆中，先熏蒸患处，待温度适宜时泡洗双脚，每天早、晚各1次。每次熏泡40分钟，10天为1疗程。

功效　治急性风湿性关节炎。

方5　姜葱花椒水治风湿性关节炎

配方　生姜、花椒各60克，葱500克。

用法　将上药加清水2000毫升，煎至水剩1500毫升时，澄出药液，倒入脚盆中，先熏蒸患处，使患处出汗为度，待温度适宜时泡洗双脚，每晚临睡前泡洗1次，每次40分钟，20天为1疗程。

功效　适用于风湿性腰腿痛。

方6　五桑四藤防己水治风湿性关节炎

配方　桑枝12克，桑椹子12克，桑寄生12克，桑白皮9克，桑叶9克，钩藤9克，鸡血藤9克，忍冬藤12克，天仙藤6克，防己6克。

用法　将上药加清水适量，浸泡20分钟，煎数沸，取药液与1500毫升开水同入脚盆中，趁热熏蒸患处，待温度适宜时泡洗双脚，每天2次，每次40分钟，15天为1疗程。

功效　调和气血，驱逐风湿，止痹痛。用治风湿性关节炎，症见四肢关节疼痛，或酸木、面色少华、舌淡、苔白滑、脉迟或弦。

方7　松甘灵仙水治风湿性关节炎

配方　松针、甘草各75克，威灵仙50克。

用法　将上药加清水适量，煎煮30分钟，去渣取汁，与2000毫升开水一起倒入盆中，先熏蒸，待温度适宜时泡洗双脚，每天1次，每次熏泡40分钟，20天为1疗程。

功效　祛风止痛，散寒除湿。适用于下肢冷痛不能行走者。

方8　双乌南星水治风湿性关节炎

配方　生川乌、生草乌、生南星、生半夏、炮山甲各15克，全蝎4克，冰片1.5克。

用法　将上药（除冰片外）加清水适量，煎煮30分钟，去渣取汁，加入冰片，与2000毫升开水一起倒入盆中，先熏蒸，待温度适宜时泡洗双脚，每天早、晚各1次，每次熏泡40分钟，10天为1疗程。

功效　主治风湿性关节炎。

【有效穴位】

太溪、照海、阳陵泉、足三里、涌泉等穴位（图 5-7）。

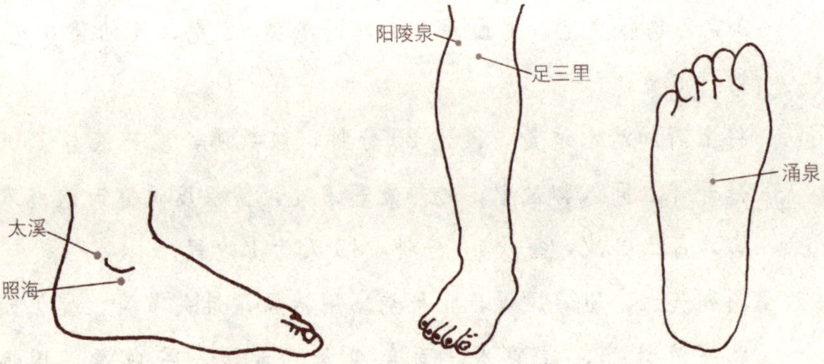

图 5-7

【按摩手法】

1. 捏揉太溪、照海 30～50 次；

2. 点按阳陵泉、足三里 50～100 次，力度以酸疼为宜；

3. 擦涌泉穴 50～100 次，力度稍重。

【有效反射区】

膝关节、肩关节、肘关节、肩胛骨、髋、上身淋巴、肾上腺、膀胱、肝、胆等反射区（图 5-8）。

【按摩手法】

1. 食指扣拳，在膝关节、肘关节、肩关节、膀胱、肾上腺、肝、胆处各按揉 50～100 次。力度稍重，以疼痛为宜；

2. 在肩胛骨、髋处各捏揉 30～50 次，力度适中；

3. 在上身淋巴反射区处点按 50～70 次，力度稍轻。

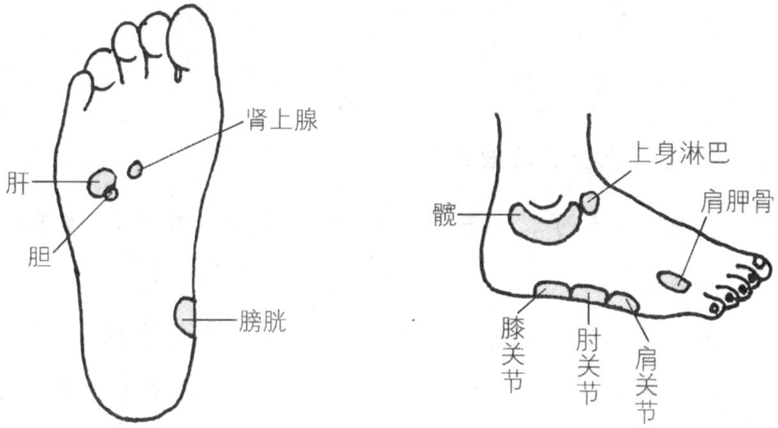

图 5-8

【生活注意】

1. 注意保暖，以防受寒；

2. 坚持身体锻炼，以防止肌肉萎缩及关节畸形；

3. 不宜吃寒性食物。

◆痤　疮

痤疮是一种毛囊、皮脂腺的慢性炎症。因皮脂腺管与毛孔的堵塞，引起皮脂外流不畅所致。多发生于青春期男女，常伴有皮脂溢出，青春期过后，大多自然痊愈或减轻。其临床特征为：颜面、胸背部黑头或白头粉刺、丘疹、脓疱、结节、囊肿及疤痕等皮肤损害。中医称本病为“粉刺”，其基本病机为素体阳热偏盛，加上青春期生机旺盛，营血日渐偏热，血热外壅，气血郁滞，蕴阻肌肤。

药液局部外洗结合中药泡脚按摩对本病有一定的辅助治疗作用。

【足浴疗法】

方1 白果天仙子水治痤疮

配方 白果、天仙子、赤石脂、密佗僧、硫磺、樟脑各10克，冰片3克。

用法 将上药中的前6味加清水2000毫升，煎至水剩1500毫升时，澄出药液，倒入盆中，纳入冰片，先熏蒸擦洗患处，待温度适宜时泡洗双脚，每晚临睡前泡洗1次，每次40分钟，20天为1疗程。

功效 收湿散结，清热化瘀。主治痤疮。

方2 马齿苋银花水治痤疮

配方 马齿苋、金银花、山豆根、绵茵陈、紫丹参、黄柏、苦参各15克，山栀子、川芎、苍术各10克，细辛5克。

用法 将上药加清水适量，浸泡20分钟，煎数沸，取药液与1500毫升开水同入盆中，趁热熏蒸擦洗患处，待温度适宜时泡洗双脚，每天2次，每次40分钟，10天为1疗程。连用2个疗程。

功效 清热利湿，解毒消肿。主治痤疮。

方3 黄芩川芎水治痤疮

配方 黄芩、花粉、葛根、生地、赤芍、川芎各9克，当归、红花各6克，薄荷2克。

用法 将上药加清水适量，煎煮30分钟，去渣取汁，与2000毫升开水一起倒入盆中，先熏蒸擦洗患处，待温度适宜时泡洗双脚，每天1次，每次熏泡40分钟，10天为1疗程。

功效　清热滋阴，凉血活血。主治痤疮。

方 4　桑白皮枇杷叶治痤疮

配方　桑白皮、生枇杷叶各 125 克，冰片 3 克。

用法　将前 2 味加清水适量，煎煮 30 分钟，去渣取汁，与 2000 毫升开水一起倒入盆中，纳入冰片，先熏蒸擦洗患处，待温度适宜时泡洗双脚，每天早、晚各 1 次，每次熏泡 40 分钟，10 天为 1 疗程。

功效　清热泻火。适用于痤疮。

方 5　银花连翘水治痤疮

配方　金银花、连翘、黄芩、黄柏各 15 克，大黄 10 克。

用法　将上药加清水适量，浸泡 20 分钟，煎数沸，取药液与 1500 毫升开水同入盆中，趁热熏蒸擦洗患处，待温度适宜时泡洗双脚，每天 2 次，每次 40 分钟，15 天为 1 疗程。

功效　清热解毒，活血消肿。主治痤疮。

【有效穴位】

足三里、下巨虚、足窍阴、三阴交、涌泉等穴位（图5-9）。

【按摩手法】

1. 按揉足三里、下巨虚、三阴交各穴位 50～100 次，力度以酸痛为宜；

2. 掐按足窍阴 50 次，力度稍轻；

3. 掌根擦揉涌泉穴 50～100 次，力度稍重，以有气感为佳。

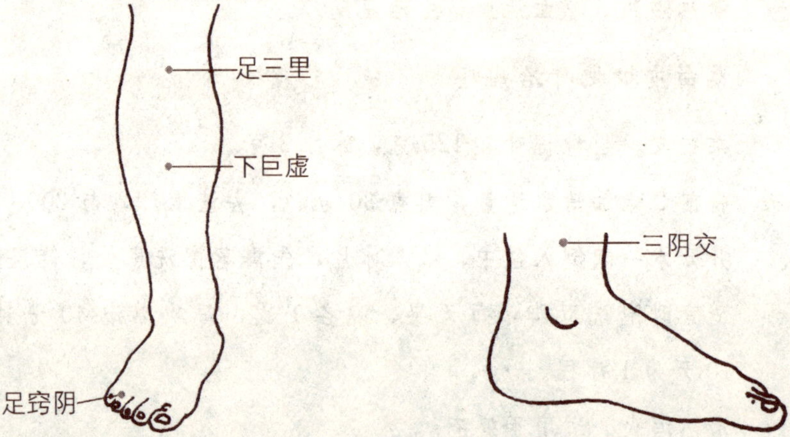

图 5-9

【有效反射区】

胃、肺、脾、肾、膀胱、肛门及各大小肠、上身淋巴、生殖腺等反射区（图 5-10）。

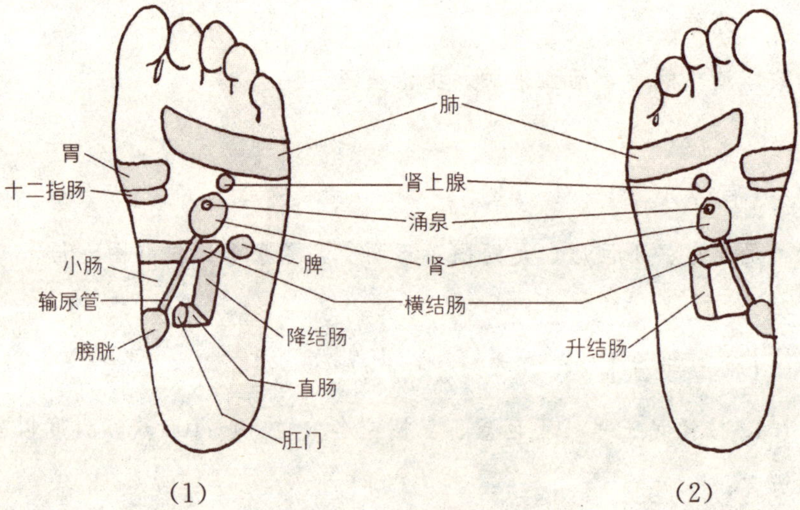

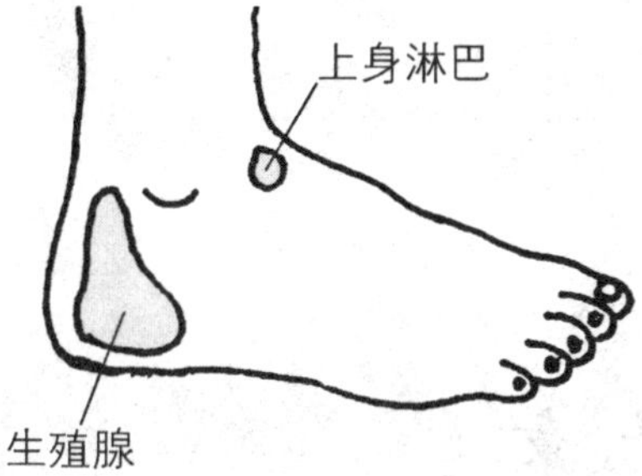

(3)

图 5-10

【按摩手法】

1. 双指扣拳，在胃、十二指肠、小肠、大肠、肺、输尿管、生殖腺处各推压 100 次，力度轻缓，以酸胀为宜；

2. 单指扣拳，在肾、脾、膀胱、肛门 、肾上腺、上身淋巴处各点揉 50～100 次。

【生活注意】

1. 保持面部清洁；

2. 多吃清淡食品，少食油脂、糖类、辛辣食品。

第六章

五官科、皮肤科——足疗养生内外兼修

足疗更多的时候是被看作了一种享受生活的方式，果真如此吗？难道足疗真的只是有钱人的消遣吗？且不说那些大街小巷的“泡足坊”、“洗脚屋”、“足疗所”，看看足疗与牙痛、近视、白发等等的关系，想必你就会明白，足疗是一举两得的好事：不仅有面子——五官美容，还有里子——身体健康。

◆牙　痛

牙痛，无论男女老幼皆可发病，是临床常见多发病。无论牙齿、牙周或牙龈的疾病都可引起牙痛。痛甚者可影响饮食、工作和

休息。根据临床表现及伴随症状不同，又分为风热（火）牙痛、胃火牙痛、虚火牙痛、肾虚牙痛和虫牙痛、牙过敏。

本病多因口腔不洁、不刷牙；或过食辛热之物，胃热炽盛；或肝火上冲；或肝肾阴虚、虚火上炎；或风热、火毒上攻；或肾阳亏虚、浮阳上越所致。中药泡脚和足部按摩可减轻牙痛症状。

【足浴疗法】

方 1　二黄丹皮水治牙痛

配方　大黄、黄芩、丹皮、牛膝各 15 克。若胃火牙痛加生石膏 50 克；风热牙痛加薄荷 30 克（后入）；风寒牙痛加细辛 6 克，白芷 9 克；虚火牙痛加玄参 30 克；肾虚牙痛加骨碎补、熟地各 30 克；虫牙痛加百部 30 克；牙过敏加蝉蜕、乌梅各 15 克。

用法　上药加清水 1500 毫升，煎沸 5～10 分钟，将药液倒入脚盆内，待温浸泡双脚 30 分钟，每日浸泡 1～2 次。中病即止。或头煎内服，日服 2 次；二、三煎泡脚，日 2 次。内外并治，效果尤佳。

功效　主治各种牙痛。

方 2　仙人掌水治牙痛

配方　仙人掌 100 克。

用法　将上药去皮刺洗净，加清水适量，煎煮 30 分钟，去渣取汁，取一杯内服，余下药液与 2000 毫升开水一起倒入盆中，先熏蒸，待温度适宜时泡洗双脚，每天早、晚各 1 次，每次熏泡 40 分钟，中病即止。

功效　适用于牙痛。

方 3　萹竹蓼水治牙痛

配方　萹竹蓼 100 克。

用法　将上药加清水适量，煎煮 30 分钟，去渣取汁，取一杯漱口，余下药液与 2000 毫升开水一起倒入盆中，先熏蒸，待温度适宜时泡洗双脚，每天 2 次，每次熏泡 40 分钟，中病即止。

功效　清热杀虫。适用于牙痛。

方 4　白芷细辛水治牙痛

配方　白芷、细辛、制川乌、制草乌各 15 克，冰片 10 克。

用法　将上药中的前 4 味加清水 2000 毫升，煎至水剩 1500 毫升时，澄出药液，溶入冰片，取一杯漱口，余下药液倒入脚盆中，先熏蒸，待温度适宜时泡洗双脚，每天 2 次，每次 40 分钟，中病即止。

功效　祛风散寒，散热止痛。主治龋齿痛，风火牙痛，胃火牙痛。

方 5　石膏白芷水治牙痛

配方　生石膏 30 克，白芷、川芎、生地黄各 12 克，牡丹皮、川黄连、生甘草各 10 克。

用法　将上药加清水适量，浸泡 20 分钟，煎数沸，取药液一杯频频漱口，余下药液与 1500 毫升开水同入脚盆中，趁热熏蒸，待温度适宜时泡洗双脚，每天 2 次，每次 40 分钟，中病即止。

功效　清热解毒，止痛。适用于牙痛。

方 6　枸杞蒺藜水治牙痛

配方　枸杞、蒺藜各 30 克，生、熟地各 15 克，全虫、骨碎补各 10 克。若偏头痛者，加蜈蚣 2 条，僵蚕 10 克，赭石 30 克；若胃火牙痛者，加生石膏30克；若牙宣者，加马鞭草30克，人中白、黄柏各10克；若虫牙患者，加花椒5克，乌梅10克。

用法 将上药加清水2000毫升，煎至水剩1500毫升时，澄出药液，取一杯频频漱口，余下药液倒入脚盆中，先熏蒸，待温度适宜时泡洗双脚，每天2次，每次40分钟，中病即止。

功效 适用于各类牙痛。

【有效穴位】

内庭、陷谷、昆仑、仆参、第二仆参、金门、太溪、大钟、内外踝尖穴、然谷、太白、大都、隐白等穴位（图6-1）。

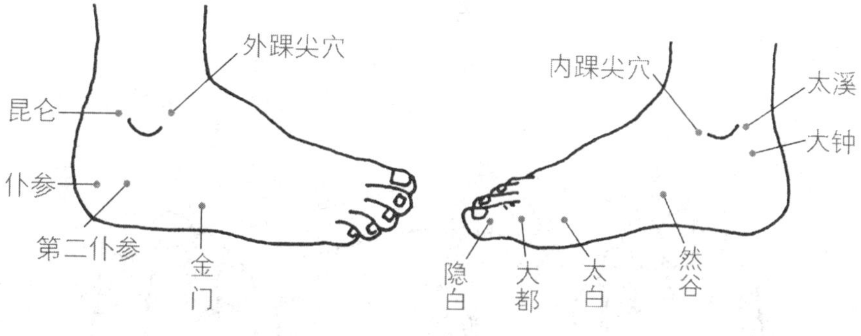

图 6-1

【按摩手法】

1. 捏按太溪、昆仑穴位50～100次，力度以酸疼为宜；

2. 按揉金门、仆参、第二仆参、内庭、陷谷各穴位50～100次，力度以胀疼为佳；

3. 如牙龈肿痛再配以掐按内、外踝尖穴、大都、隐白、然谷各穴30～50次，反复掐按，力度不可太重。

【有效反射区】

牙齿、上颌、下颌、胃、肾、心、肺、脾、口腔、头颈淋巴结、鼻、肝、输尿管、膀胱等反射区（图 6-2、图 6-3）。

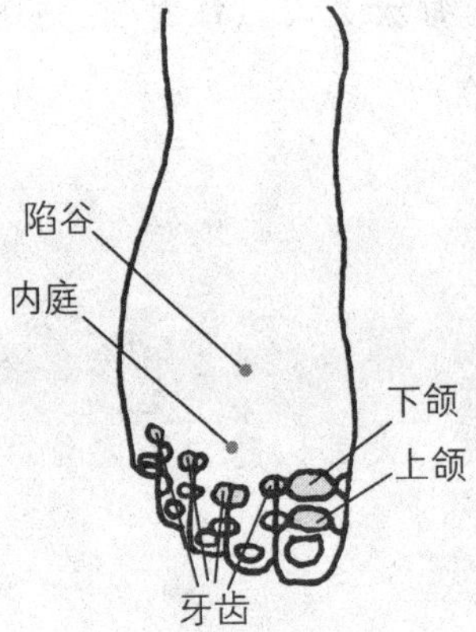

图 6-2

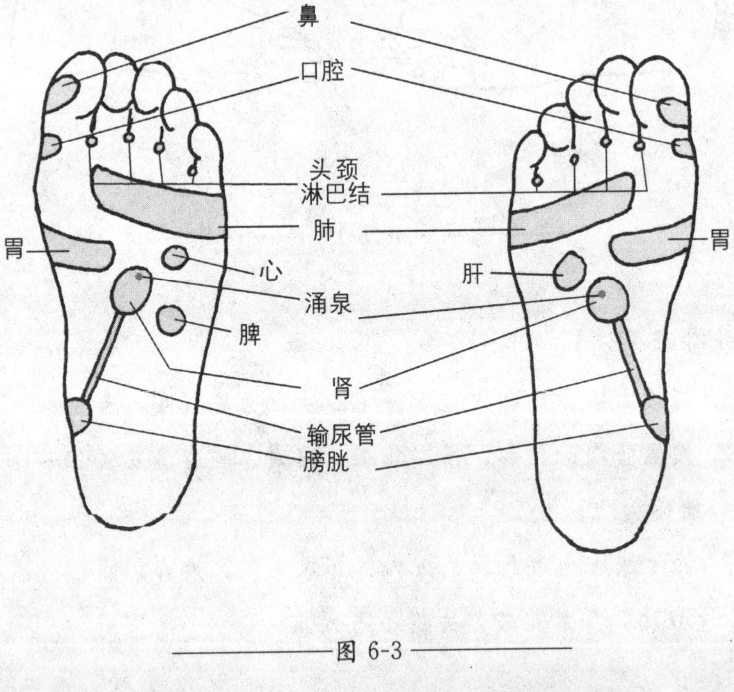

图 6-3

【按摩手法】

1. 点按胃、肾、膀胱、牙齿、上颌、下颌各反射区50～100次，力度稍重，以疼痛为佳；

2. 推压肺、输尿管50～100次，力度适中；

3. 按揉口腔、鼻、心、肝、脾各反射区30～50次。

【生活注意】

1. 注意口腔卫生，坚持早晚刷牙，饭后漱口；

2. 注意饮食，忌吃冷热辛辣食品；

3. 牙痛停止后，可到医院检查原发病因。

◆近　视

近视是临床常见眼病，尤其以青少年居多。

引起近视的原因有先天遗传因素和后天环境因素等。先天性遗传因素的近视治疗很难收效，而后天近视只要治疗及时，治疗方法正确，治疗效果一般会明显好转或减轻。此类近视多数为青少年时期，学习和工作时，不注意用眼卫生，如低头看书距离太近，光线过强、过暗，长时间地注视等原因，导致视力过度疲劳，眼内睫状肌痉挛及充血，使晶状体变厚屈光不正，造成平行光线的聚光点，落在眼视网膜之前。中医学古称为“能近怯远症”，主要由于先天禀赋不足，肝血虚、肾精亏，不能贯注于目而导致光华不能。

近视症状表现常为远处的物体、字迹辨认困难，亦会出现眼胀、头痛、视力疲劳等。早期采用中药泡脚和足按摩法治疗，常可获效。

【足浴疗法】

方1　熟地当归水治近视

配方　熟地、当归、枸杞子各30克，桑椹、玄参、白菊花各20克。

用法　将上药加清水2000毫升，煎至水剩1500毫升时，澄出药液，倒入脚盆中，先熏蒸患处，待温度适宜时，泡洗双脚，每天早、中、晚3次，每次40分钟，30天为1疗程。

功效　疏肝清热，明目清心。适用于近视、眼疲劳等。

方2　桑螵蛸水治近视

配方　桑螵蛸30克，菟丝子、白菊花各20克，党参、白术、焦大曲各15克。

用法　将上药加清水适量，煎煮30分钟，去渣取汁，与2000毫升开水一起倒入盆中，先熏蒸擦洗患眼，待温度适宜时泡洗双脚，每天早、晚各1次，每次熏泡40分钟，40天为1疗程。

功效　清热解毒，疏肝明目。用于近视及眼部模糊。

方3　桑叶菊花水治近视

配方　桑叶、野菊花、苦参各50克，杏仁、龙胆草、金钱草各20克。

用法　将上药加清水适量，煎煮30分钟，去渣取汁，与2000毫升开水一起倒入盆中，先熏蒸擦洗患眼，待温度适宜时泡洗双脚，每天早、晚各1次，每次熏泡40分钟，30天为1疗程。

功效　清热泻火，疏肝明目。适用于近视眼患者。

方4　蒲公英水治近视

配方　蒲公英、浮萍各50克，茯苓、黄芩、银花、生附子各30克，明矾5克。

用法 将以上诸药（除明矾外）浸泡 20 分钟，煎数沸，取药液与 1500 毫升开水同入盆中，溶入明矾，趁热熏蒸擦洗患眼，待温度适宜时泡洗双脚，每天 2 次，每次 40 分钟，30 天为 1 疗程。

功效 疏肝明目，清热解毒。适用于近视、眼睛疲劳，红眼病等。

【有效穴位】

足临泣、侠溪、水泉等穴位（图 6-4）。

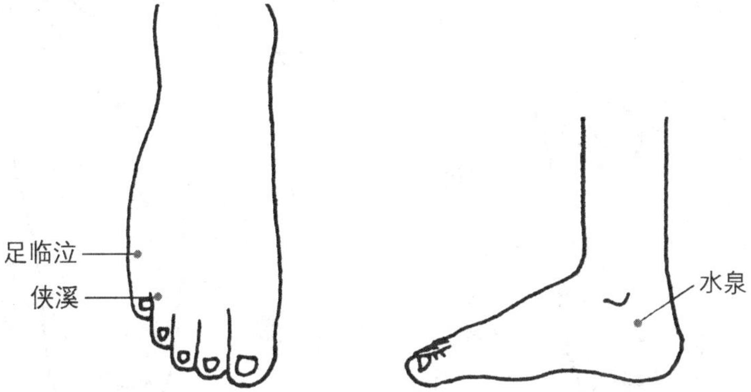

图 6-4

【按摩手法】

1. 掐按侠溪穴 30～50 次，力度以疼痛为宜；
2. 按揉足临泣、水泉穴位各 50～100 次。

【有效反射区】

眼、肝、肾、肾上腺、膀胱、生殖腺等反射区（图 6-5）。

【按摩手法】

1. 单食指扣拳，点按眼、垂体、肾上腺各反射区 50～100 次，力度稍重，以疼痛为佳；

2. 按揉肝、生殖腺、膀胱、肾 50～100 次，力度适中；

3. 推压输尿管 50 次，力度轻缓。

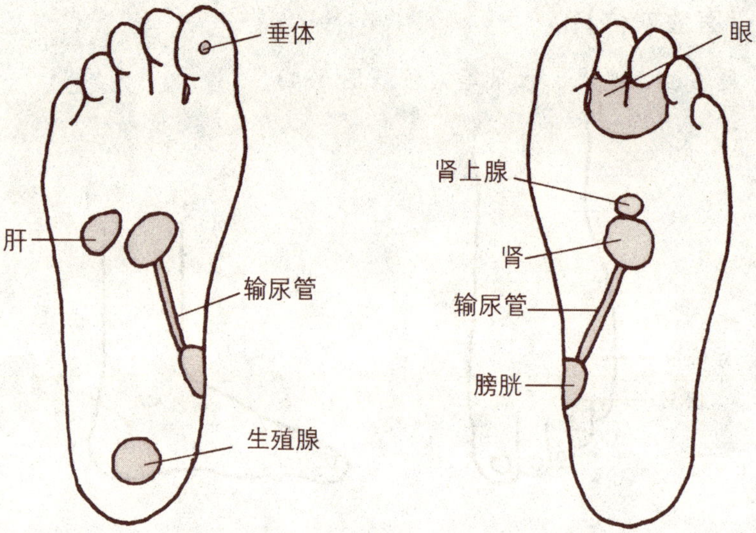

图 6-5

【生活注意】

1. 看书时保持距离，端正坐姿，时间不要太长；

2. 切勿在卧床、走路或乘车时看书；

3. 坚持眼保健操，每天上下、左右转动眼球各 10～20 次。

◆慢性鼻炎

慢性鼻炎是一种常见的鼻腔和黏膜下层的慢性炎症。通常包括慢性单纯性鼻炎和慢性肥厚性鼻炎，后者多由前者发展而来。本病的发病原因很多，但主要是由急性鼻炎反复发作或治疗不彻底转化而来。长期吸入污染的空气，如水泥、烟草、煤炭、面粉等也是致病原因。

慢性鼻炎，以鼻塞、嗅觉失灵为特征。单纯性鼻炎，白天活动时鼻塞减轻，而夜间、静坐时鼻塞加重。侧卧时，居下侧之鼻腔阻塞，上侧鼻腔通气良好，当卧向另侧后，鼻塞又出现于另侧鼻腔。鼻涕呈黏液性，常伴头痛，头昏，嗅觉减退等。肥厚性鼻炎多为持续性鼻塞，鼻涕呈黏液性或黏液脓性，可出现耳鸣，听力减退，头痛，失眠，精神萎靡等。中药泡脚对单纯性慢性鼻炎有一定的辅助疗效。每天坚持足部按摩有很好的疗效。

【足浴疗法】

方 1　丝瓜藤水治慢性鼻炎

配方　丝瓜藤 15 克，荷蒂 5 枚，金莲花 6 克，龙井茶 1.5 克。

用法　将上药加清水适量，煎煮 30 分钟，去渣取汁，与 2000 毫升开水一起倒入盆中，先熏蒸鼻部，待温度适宜时泡洗双脚，每天 1 次，每次熏泡 40 分钟，10 天为 1 疗程。

功效　清气理鼻。用治慢性单纯性鼻炎。

方 2　麻黄辛夷花水治慢性鼻炎

配方　生麻黄 6～10 克，辛夷花 10 克，苍耳子 10 克，细辛 3 克，石菖蒲10克，鬼箭羽10克，七叶一枝花15克，天葵子10克。

用法 将上药加清水适量，煎煮30分钟，去渣取汁，与2000毫升开水一起倒入盆中，先用鼻吸热气，待温度适宜时泡洗双脚，每天早、晚各1次，每次熏泡40分钟，10天为1疗程。

功效 宣肺通窍，行瘀泄热。用治慢性鼻炎。

方3 苍耳子辛荑水治慢性鼻炎

配方 苍耳子、辛荑、白芷、薄荷各15克，细辛5克。

用法 上药加清水1000毫升，煎数沸后，先取药汁150毫升，再浓缩至50毫升，备用。将剩余药液倒入脚盆内，待温浸泡双脚，同时取浓缩液滴鼻，日滴3次。每日浸泡1～2次，每次30分钟，10次为1疗程。

功效 主治慢性鼻炎。

方4 枇杷叶桔梗水治慢性鼻炎

配方 枇杷叶、桔梗各25克，苍耳子、薄荷各18克，生甘草6克。

用法 将上药加清水适量，浸泡20分钟，煎数沸，取药液与1500毫升开水同入盆中，趁热用鼻吸入蒸汽，待温度适宜时泡洗双脚，每天2次，每次40分钟，15天为1疗程。

功效 疏风宣肺通窍。主治慢性鼻炎。

方5 鹅不食草水治慢性鼻炎

配方 鹅不食草100克，白芷5克，羌活20克，冰片5克。

用法 将上药中的前3味加清水2000毫升，煎至水剩1500毫升时，澄出药液，溶入冰片，倒入盆中，先用鼻孔吸入蒸汽，待温度适宜时泡洗双脚，每晚临睡前泡洗1次，每次40分钟，20天为1疗程。

功效　疏风，清热，宣肺。适用于慢性鼻炎。

【有效穴位】

内庭、太白等穴位（图6-6）。

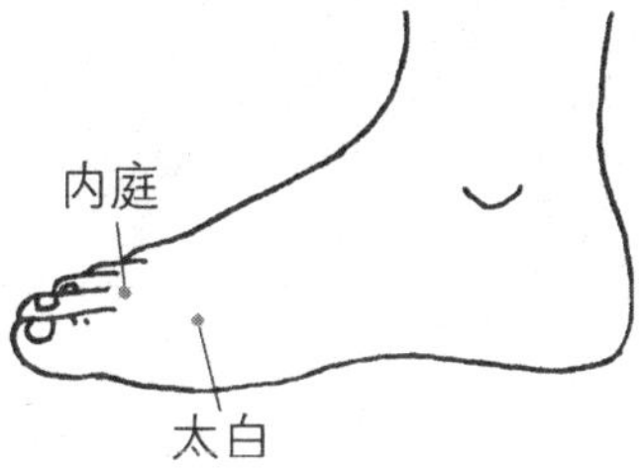

图6-6

【按摩手法】

按揉内庭、太白各50～100次，力度以胀痛为宜。

【有效反射区】

鼻、额窦、肺、头颈淋巴结、肾、输尿管、膀胱等反射区（图6-7）。

【按摩手法】

1. 重点推按肺反射区100～200次，力度稍重，以酸疼为佳；

2. 点按鼻、额窦、头颈淋巴结、甲状旁腺、肾、膀胱各反射区50～100次；

3. 推压输尿管50～100次。

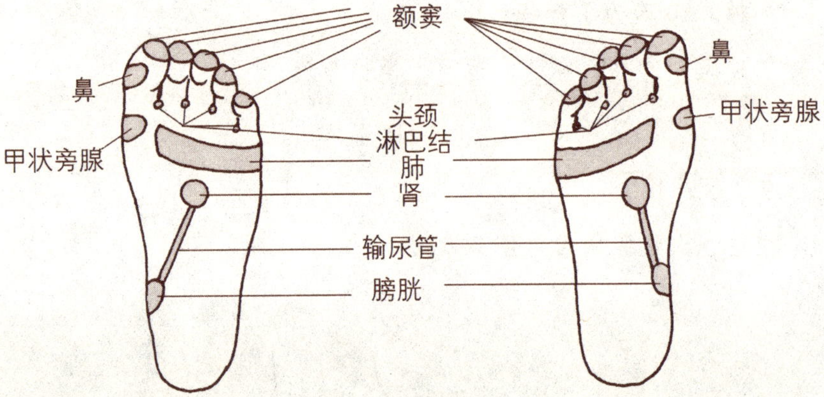

图 6-7

【生活注意】

1. 注意营养，多吃维生素丰富的食物；

2. 每天按揉鼻梁周围50次，有保健预防作用。

◆中耳炎

中耳炎俗称“烂耳朵”，在农村较常见，但有些人认为这是小毛病。其实，有些中耳疾病，如慢性胆脂瘤性中耳炎，不仅可损害听觉，造成耳聋，而且因耳的解剖部位与头颅中窝的脑膜接近，长期不治，将导致颅内并发症而危及生命。

中耳炎症状主要表现为耳部闭塞、听力减退、耳鸣、耳聋、头沉重；耳中时有积液流出；伴有烦热、干渴、尿赤、便秘等。

中医认为中耳炎是由肾阴不足、虚火上炎或肝胆火旺所致。所以中药泡脚和足部按摩可泻汗补肾、祛风化痰，促进患部血液循环。

【足浴疗法】

方1　川黄连水治中耳炎

配方　川黄连、虎耳草各30克，苍耳子、大黄各20克。

用法　将上药加清水2000毫长，煎至水剩1500毫升时，澄出药液，倒入脚盆中，先熏蒸，待温度适宜时泡洗双脚，每晚临睡前泡洗1次，每次40分钟，15天为1疗程。

功效　消炎通窍，导热下行。适用于中耳炎。

方2　蒲公英水治中耳炎

配方　鲜蒲公英全草200克。

用法　将上药加清水适量，煎煮30分钟，去渣取汁，与2000毫升开水一起倒入盆中，先熏蒸，待温度适宜时泡洗双脚，每天早、晚各1次，每次熏泡40分钟，10天为1疗程。

功效　清热解毒，化脓消炎。用于对中耳炎的治疗。

方3　生地水治中耳炎

配方　生地、白芍、白术、生牡蛎、麦冬各20克，甘草15克，葱白10克。

用法　将上药加清水适量，煎煮30分钟，去渣取汁，与2000毫升开水一起倒入盆中，先熏蒸，等温度适宜时泡洗双脚，每天1次，每次熏泡40分钟，10天为1疗程。

功效　滋阴潜阳，健脾益气，清热解毒。适用于慢性中耳炎的治疗。

方4　吴茱萸水治中耳炎

配方　吴茱萸30克，川牛膝、苍耳子各20克，冰片10克。

用法　将上药（除冰片外）加清水适量，浸泡20分钟，煎数沸，取药液与1500毫升开水同入脚盆中，纳入冰片，趁热熏蒸，待温度适宜时泡洗双脚，每天 2 次，每次 40 分钟，5 天为 1 疗程。

功效　消炎通窍，清热解毒。用于化脓性中耳炎。

【有效穴位】

太溪、照海、足窍阴、太冲、行间等穴位（图 6-8）。

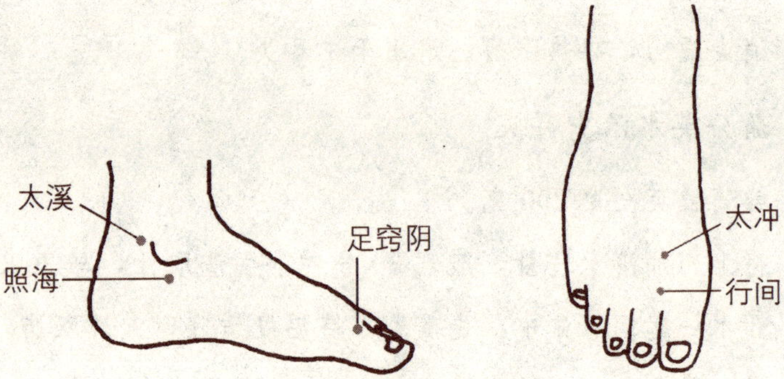

图 6-8

【按摩手法】

1. 按揉太溪、照海、太冲、行间各穴位 50～100 次；

2. 掐揉足窍阴 50～100 次，力度稍轻。

【有效反射区】

耳、肾、肝、胆、肺、大脑、腹腔神经、上身淋巴、下身淋巴、平衡器官等反射区（图 6-9）。

【按摩手法】

1. 单指扣拳，点按耳、肝、胆、上身淋巴、下身淋巴各反射区 50～100 次，力度稍重；

2. 按揉肾、肾上腺、大脑各 50～100 次；

3. 推压肺、平衡器官各30～50次；

4. 刮压腹腔神经丛、甲状腺100次。

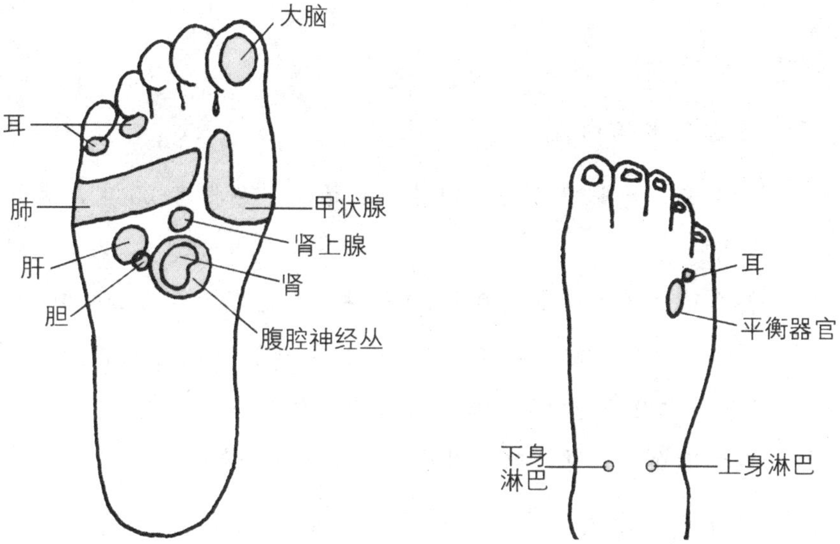

图 6-9

【生活注意】

1. 保持耳道清洁，禁止挖耳；

2. 每天对外耳做保健按摩。

◆白　发

在中年人和青年人之中，常有头发早白的现象。白发的特点是头皮正常，亦无炎症，患者没有自觉症状。

白发可分为先天性白发、后天性白发两种。先天性白发可见于白化病及某些遗传性综合征；先天性白发常有家族遗传病史。后天性白发可表现为局限性斑状白发，或可以为白发夹杂于正常黑发之中，亦可以全部黑发变白。

【足浴疗法】

方 1　何首乌水治白发

配方　何首乌、生地、当归、菊花、夏枯草、茅根各 25 克，黑豆 50 克。

用法　将上药加清水适量，煎煮 30 分钟，去渣取汁，与 2000 毫升开水一起倒入盆中，先熏蒸，待温度适宜时泡洗双脚，每天 1 次，每次熏泡 40 分钟，30 天为 1 疗程。

功效　养血凉血，益肾清脑。用治青年白发或须发早白。

方 2　黑豆水治白发

配方　小黑豆 200 克，枸杞 100 克，何首乌、核桃仁各 50 克。

用法　将上药加清水适量，煎煮 30 分钟，去渣取汁，与 2000 毫升开水一起倒入盆中，先熏蒸，待温度适宜时泡洗双脚，每天 1 次，每次熏泡 40 分钟，30 天为 1 疗程。

功效　养血脉，补阴肾。用治白发，少白头。

方 3　黑芝麻水治白发

配方　黑芝麻 200 克，何首乌 60 克，熟地、当归各 30 克。

用法　将上药加清水适量，煎煮 30 分钟，去渣取汁，与 2000 毫升开水一起倒入盆中，先熏蒸，待温度适宜时泡洗双脚，每天早、晚各 1 次，每次熏泡 40 分钟，40 天为 1 疗程。

功效　滋阴养肾，凉血乌发。主治青年白发。

方 4　地黄水治白发

配方　生地黄、熟地黄各 100 克。

用法　将上药加清水 2000 毫升，煎至水剩 1500 毫升时，澄出药液，倒入脚盆中，先熏蒸，待温度适宜时泡洗双脚，每晚临睡前泡洗 1 次，每次 40 分钟，60 天为 1 疗程。

功效　养血脉，补阴肾。用治青壮年白发。

方 5　牛膝水治白发

配方　牛膝 300 克。

用法　将上药加清水适量，浸泡 20 分钟、煎数沸，取药液与 1500 毫升开水同入脚盆中，趁热熏蒸，待温度适宜时泡洗双脚，每天 2 次，每次 40 分钟，45 天为 1 疗程。

功效　养血脉，补阴肾。用治青年少白头。

【有效穴位】

涌泉、足三里、阳陵泉等穴位（图 6-10）。

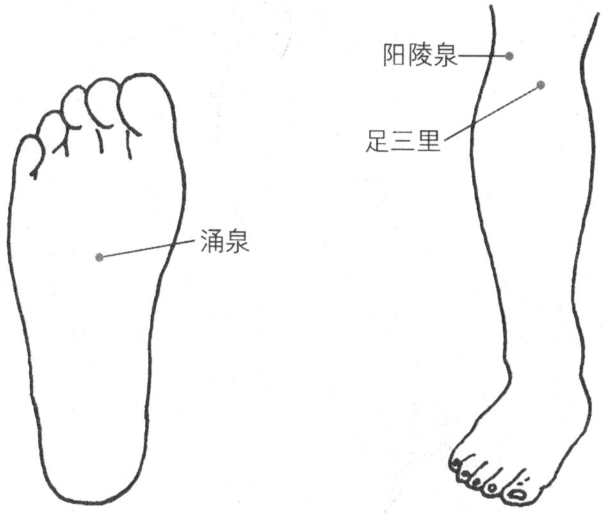

图 6-10

【按摩手法】

1. 掌根擦涌泉穴 100 次，力度稍重，以有气感为佳；

2. 单指扣拳，点揉足三里、阳陵泉各 50～100 次，力度以胀痛为宜。

【有效反射区】

头部、脑垂体、腹腔神经丛、肝、甲状腺、生殖腺等反射区（图 6-11）。

【按摩手法】

1. 单指点按脑垂体、肝、生殖腺 50～100 次，力度以酸痛为宜；

2. 按揉腹腔神经丛、头部各 100 次，力度稍重；

3. 刮按甲状腺 50 次，力度适中。

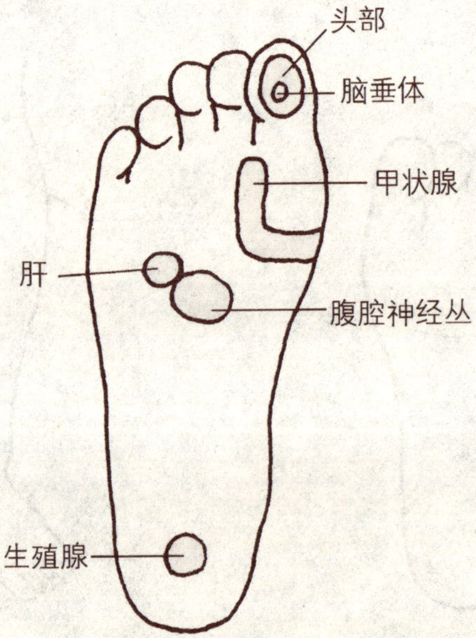

图 6-11

【生活注意】

1. 调整心情，精神愉快；

2. 调整饮食结构，补充营养。

◆皮肤粗糙

随着年龄的增大，皮脂分泌功能减弱，很多人开始出现皮肤粗糙，无光泽，无弹性等症状。这种症状虽然不是严重的疾病，但显然会妨碍容貌的美丽。皮肤粗糙的原因除了自身分泌功能的减弱外，还有两个主要原因：一是太阳的紫外线造成皮下血行障碍，无法顺利的输通营养、排除废物。二是睡眠不足、压力过重，引起荷尔蒙失去平衡、肝脏机能不活泼而引起的。

中药泡脚和足部按摩对皮肤粗糙有很显著的疗效。

【足浴疗法】

方 1　**西瓜皮水治皮肤粗糙。**

配方　西瓜皮 500 克，马齿苋 150 克。

用法　将上药加水 2000 毫升，煮沸后将药液倒入盆中。待水温适宜时浸泡双脚，每次 30 分钟，每天 1 次，20 天为 1 疗程。

功效　活血护肤，白嫩皮肤。适用于皮肤粗糙。

方 2　**桃花水治皮肤粗糙**

配方　鲜桃花 200 克。

用法　将鲜桃花放入开水中，待水温适宜时浸泡双脚，每次 30 分钟，每天 1 次，30 天为 1 疗程。

功效　活血护肤，美白容颜。适用于皮肤粗糙。

方 3　米汤猪皮水治皮肤粗糙

配方　米汤 2000 毫升，猪皮 100 克。

用法　将上药置火上煮数沸，将药液倒入盆中熏蒸双脚，待温度适宜浸泡双脚，每天 1 次，每次 30 分钟，30 天为 1 疗程。

功效　护肤美白。适用于皮肤粗糙。

方 4　荷花水治皮肤粗糙

配方　荷花 100 克，牛奶 200 克。

用法　将荷花、牛奶倒入开水中，待水温适宜时浸泡双脚，每天 2 次，每次 30 分钟，30 天为 1 疗程。

功效　美白嫩肤。适用于皮肤粗糙。

【有效穴位】

临泣、足窍阴、涌泉等穴位（图 6-12）。

【按摩手法】

1. 按揉临泣穴 100～150 次，力度以胀痛为宜；
2. 掐按足窍阴 100 次，力度适中；
3. 掌根擦涌泉穴 100～150 次，力度稍重。

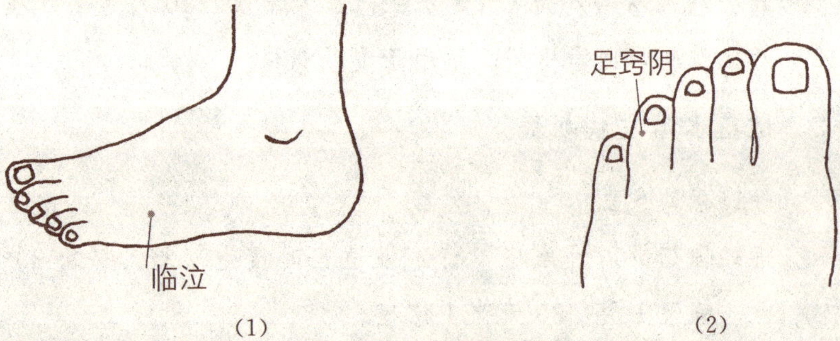

（1）　　（2）

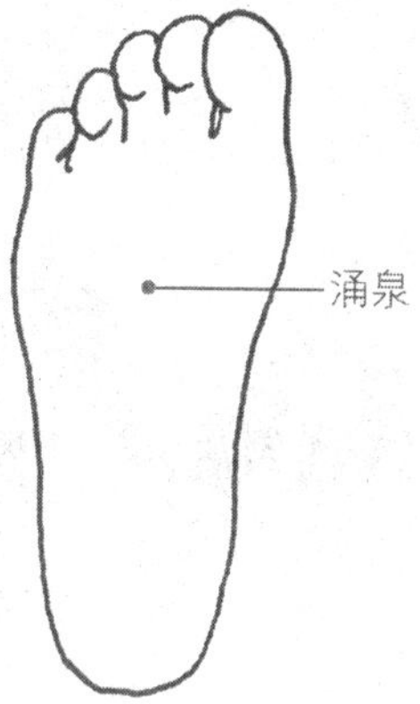

(3)

图 6-12

【有效反射区】

肾、肝、肾上腺、胃、脾、腹腔神经丛、甲状腺、性腺等反射区（图 6-13）。

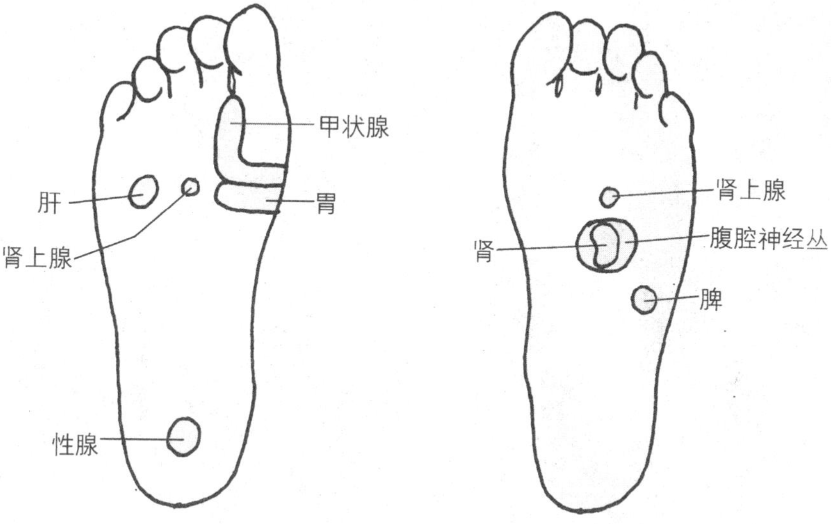

图 6-13

【按摩手法】

1. 甲状腺、胃、胰各推压 50～100 次；

2. 性腺、肾、肝、脾、肾上腺各按揉 100 次，力度以酸痛为宜；

3. 腹腔神经丛处双指扣拳刮压 50～100 次，力度稍重，以胀痛为宜。

【生活注意】

1. 保持面部清洁，补充水分；

2. 严禁在烈日下长时间暴晒；

3. 经常锻炼身体，做肌肉运动操。

第七章

男科、妇科——足疗养生“男女有别”

对于进补，我们都有这样的印象，同样是人参，有的人因为体质过差，大补之后身体不受而病症更甚，有的人则因为体质相当气血相益而康复。同理，足疗也不是任何人都可以千篇一律如法炮制的，不同的人不同的病症，甚至不同性别的人，疗治的方法也不相同，实为“男女有别”。

◆阳　痿

阳痿是指在性交时阴茎不能勃起或举而不坚，不能进行性交的一种性功能障碍病发现象，常伴有头晕、目眩、心悸、耳鸣、失眠、腰酸腿软、面色不华、气短乏力等症。本病多因肾虚、惊恐、精神刺激所致；或因纵欲过度、精气虚损；或少年手淫、思虑忧郁；或湿热下注、宗筋弛纵等因素所致。尤以肾阳虚和精神因素者居多。中药泡脚和足部按摩对治疗本病有一定的辅助疗效。

【足浴疗法】

方 1　韭菜子仙茅水治阳痿

配方　韭菜子、仙茅、蛇床子、制附片、当归、白芍各 15 克。

用法　将上药加清水适量，煎煮 30 分钟，去渣取汁，与 2000 毫升开水一起倒入盆中，待温度适宜时泡洗双脚，每天早、晚各 1 次，每次熏泡 40 分钟，10 天为 1 疗程。

功效　适用于阳痿。

方 2　淫羊藿水治阳痿

配方　鲜淫羊藿 250 克。

用法　将上药加清水适量，煎煮 30 分钟，去渣取汁，与 2000 毫升开水一起倒入盆中，先熏蒸阴部，待温度适宜时泡洗双脚，每天早、晚各 1 次，每次熏泡 40 分钟，10 天为 1 疗程。

功效　适用于阳痿。

方 3　附桂熟地水治阳痿

配方　制附子、元桂各 3 克，熟地 12 克，川芎、白术各 6 克，白芍、当归、党参、枸杞、仙茅、巴戟天各 9 克，黄芪 24 克。

用法　将上药加清水适量，浸泡 20 分钟，煎数沸，取药液与 1500 毫升开水同入盆中，趁热熏蒸会阴部，待温度适宜时泡洗双脚，每天 2 次，每次 40 分钟，15 天为 1 疗程。

功效　适用于阳痿。

方4　柴胡当归水治阳痿

配方　柴胡、当归、白芍、云苓、郁金、九节菖蒲各10克，薄荷6克，淫羊藿、菟丝子各30克。

用法　将上药加清水2000毫升，煎至水剩1500毫升时，澄出药液，倒入脚盆中，待温度适宜时泡洗双脚，每晚临睡前泡洗1次，每次40分钟，20天为1疗程。

功效　主治阳痿。属肝郁不舒，情志不畅者。

方5　三子仙茅水治阳痿

配方　菟丝子、蛇床子、韭菜子、仙茅、仙灵脾、巴戟天、阳起石、补骨脂、小茴香各10克。

用法　将上药加清水适量，煎煮30分钟，去渣取汁，与2000毫升开水一起倒入盆中，先熏蒸会阴部，待温度适宜时泡洗双脚，每天2次，每次熏泡40分钟，10天为1疗程。

功效　温肾壮阳。适用于阳痿。

方6　金樱子巴戟天水治阳痿

配方　金樱子、巴戟天、淫羊藿各30克，阳起石25克，葫芦巴20克，柴胡15克。

用法　将上药加清水适量，煎煮30分钟，去渣取汁，与2000毫升开水一起倒入盆中，先熏蒸会阴部，待温度适宜时泡洗双脚，每天早、晚各1次，每次熏泡40分钟，10天为1疗程。

功效　温补肾阳，固精秘气，疏理脾气，升举阳气。适用于阳痿心情抑郁者。

方7　覆盆子枸杞水治阳痿

配方　覆盆子、枸杞、菟丝子各25克，附子、肉桂各15克，杜仲、淫羊藿、仙茅、巴戟天、肉苁蓉各20克，当归、赤芍、路路通各15克。

用法　将上药加清水适量，浸泡20分钟，煎数沸，取药液与1500毫升开水同入浴盆中，趁热熏蒸阴部，待温度适宜时泡洗双脚，每天2次，每次40分钟，15天为1疗程。

功效　活血通络，补肾壮阳。适用于阳气不足型阳痿。

方8　淫羊藿巴戟天水治阳痿

配方　淫羊藿20克，巴戟天20克，泽泻20克，葫芦巴20克，石菖蒲20克，柴胡20克，茯神30克，山萸肉30克，附片10克，肉桂10克。

用法　将上药加清水适量，煎煮30分钟，去渣取汁，与2000毫升开水一起倒入盆中，先熏蒸阴部，等温度适宜时泡洗双脚，每天2次，每次熏泡40分钟，10天为1疗程。

功效　温肾壮阳。适用于阳痿。

【有效穴位】

阳陵泉、足三里、阴陵泉、三阴交、涌泉等穴位（图7-1）。

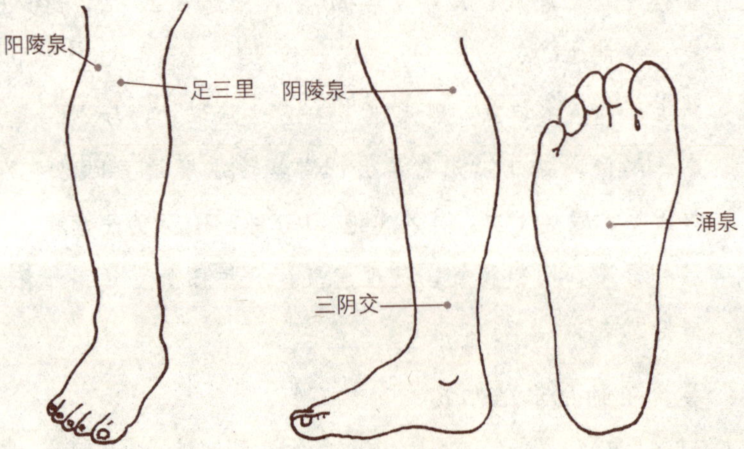

图7-1

【按摩手法】

1. 点按阳陵泉、足三里、阴陵泉、三阴交各穴位50～100次，力度以酸痛为佳；

2. 掌根擦涌泉穴100次，力度稍重，以有气感为宜。

【有效反射区】

肾、肾上腺、脾、睾丸、胰、甲状腺、头部、脑垂体、腹股沟、下身淋巴、前列腺、尿道、腰椎等反射区（图7-2）。

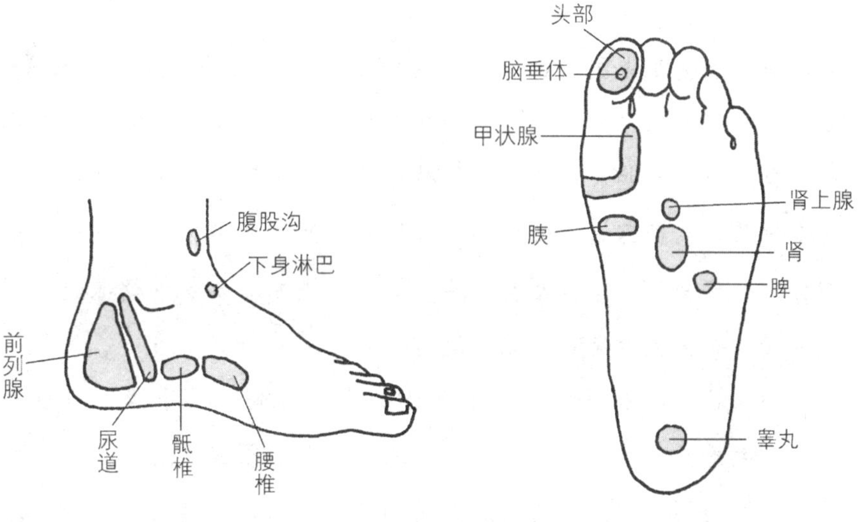

图 7-2

【按摩手法】

1. 按揉肾、肾上腺、脾、脑垂体各反射区50～100次，力度稍重，以胀痛为佳；

2. 刮压前列腺、睾丸各100次；

3. 点按腹股沟、下身淋巴各50～100次；

4. 推压头部、尿道、骶椎、腰椎、胰各反射区50次。

【生活注意】

1. 治疗期间，禁止房事；

2. 本病多数为功能性，患者应消除心理障碍；

3. 不可滥用壮阳药物。

◆前列腺炎

前列腺炎属中医“白浊”、“淋病”范畴，在临床上较为常见，本病主要表现为尿急、尿频、尿痛，终至血尿，尿道口常有乳白色或无色粘液分泌物，晨起时有的被粘液封闭尿道口。急性期多伴有恶寒发热，头痛乏力，腰骶部会阴区及大腿内侧有不适感等；慢性多伴有腰部酸痛，小腹及会阴区有坠胀不适感，以及性欲减退、遗精等症状。尿检时有大量脓细胞。

中医认为，本病多因饮酒过度，会阴损伤；或手淫、房事不节、下元虚惫，从而导致湿热之邪乘虚入肾、下注膀胱、与气血壅滞、结滞会阴所致。中药泡脚和足部按摩对治疗本病有一定的辅助疗效。

【足浴疗法】

方1　龙胆草水治前列腺炎

配方　龙胆草、土茯苓、马齿苋各30克，川楝子15克，川萆薢9克，金银花20～50克，薄荷9克。

用法　上药加清水1500毫升，煎沸5～10分钟后，将药液倒入脚盆内，待温，浸泡双脚30分钟，冷则加温。每日浸泡2次，每剂可用2次。

功效　主治急性前列腺炎。

方2　琥珀麝香水治前列腺炎

配方　琥珀、黄柏、胡椒、半夏各15克，麝香1克。

用法　将上药中的前3味加清水2000毫升，煎至水剩1500毫升时，澄出药液，倒入脚盆中，纳入麝香，先熏蒸肚脐处，待温度适宜时泡洗双脚，每晚临睡前泡洗1次，每次40分钟，20天为1疗程。

功效　适用于慢性前列腺炎。

方3　猪秧秧水治慢性前列腺炎

配方　猪秧秧100克，半边莲15克，鱼腥草30克，红花10克，桃仁、泽兰、茯苓、车前子各12克，滑石18克，甘草3克，桂枝6克。

用法　将上药加清水适量，煎煮30分钟，去渣取汁，与2000毫升开水一起倒入盆中，先熏蒸脚底涌泉穴和肚脐处，待温度适宜时泡洗双脚，每天1次，每次熏泡40分钟，20天为1疗程。

功效　清热解毒，活血化瘀。主治慢性前列腺炎。

方4　丹参泽兰水治慢性前列腺炎

配方　丹参9克，泽兰9克，乳香9克，赤芍9克，王不留行9克，川楝子9克，桃仁6克，败酱草15克，蒲公英30克。

用法　将上药加清水适量，煎煮30分钟，去渣取汁，与2000毫升开水一起倒入盆中，先熏蒸肚脐处，待温度适宜时泡洗双脚，每天早、晚各1次，每次熏泡40分钟，20天为1疗程。

功效　活血化瘀，清热解毒，化湿利浊。主治慢性前列腺炎。

方5　黄柏菊花水治前列腺炎

配方　黄柏、野菊花、鱼腥草、紫草、白花蛇舌草各15克，丹参、赤芍各10克。

用法　将上药加清水适量，浸泡20分钟，煎数沸，取药液与1500毫升开水同入浴盆中，趁热熏蒸肚脐处，待温度适宜时泡洗双脚，每天2次，每次40分钟，15天为1疗程。

功效　清热利湿，活血祛瘀。适用于前列腺炎。

方6　吴茱萸水治前列腺炎

配方　吴茱萸60克，白酒100毫升，陈醋100毫升。

用法　将吴茱萸加清水2000毫升，煎至水剩1500毫升时，澄出药液，倒入盆中，调入白酒、陈醋，先熏蒸会阴部，待温度适宜时泡洗双脚，每晚临睡前泡洗1次，每次40分钟，20天为1疗程。

功效　适用于慢性前列腺炎。

方7　菊花苦参水治前列腺炎

配方　野菊花、苦参、马齿苋、败酱草各20克，当归12克，元胡、槟榔各10克。

用法　将上药加清水适量，浸泡20分钟，煎数沸，取药液与1500毫升开水同入盆中，趁热熏蒸会阴处，待温度适宜时泡洗双脚，每天2次，每次40分钟，15天为1疗程。

功效　清热燥湿，活血解毒。适用于前列腺炎。

【有效穴位】

阴陵泉、三阴交、太溪等穴位（图 7-3）。

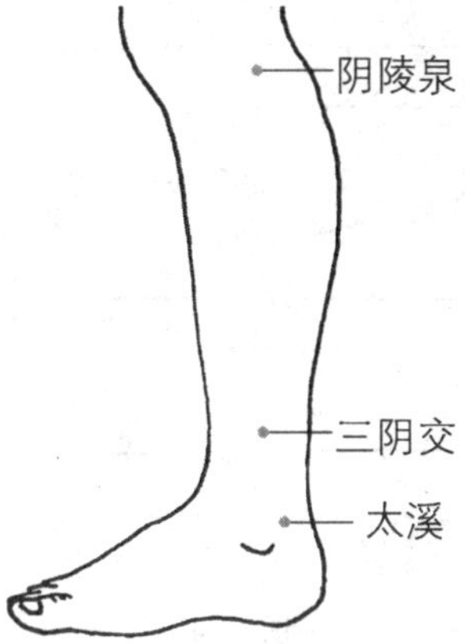

图 7-3

【按摩手法】

点按阴陵泉、三阴交、太溪各穴位 100 次，力度以胀痛为宜。

【有效反射区】

肾、胃、脾、肺、肾上腺、膀胱、输尿管、生殖腺 1、脑垂体等反射区（图 7-4）。

【按摩手法】

1. 按揉肾、肾上腺、胃、脾、生殖腺 1、膀胱各反射区 100 次，力度以酸痛为宜；

2. 推压输尿管 100 次，肺部 50 次，力度稍重；

3. 点按脑垂体 50 次，力度以胀痛为宜。

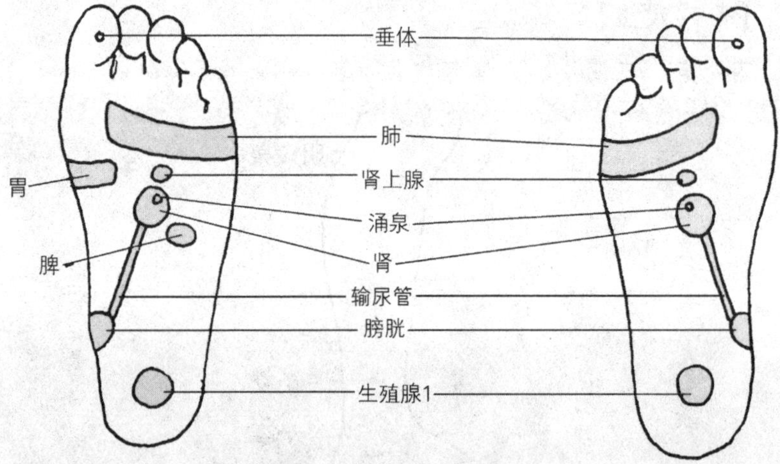

图 7-4

【生活注意】

1. 节制房事，注意卫生；

2. 忌食辛辣食物。

◆痛　经

凡在经期前后或在行经期间发生腹痛或其他不适，以致影响生活和工作者称为痛经。痛经又分为原发性痛经和继发性痛经。原发性痛经指生殖器官无明显器质性病变的月经疼痛，又称功能性痛经，常发生在月经初潮或初潮后不久，多见于未婚或未孕妇女，往往经生育后痛经缓解或消失；继发性痛经指生殖器官有器质性病变如子宫内膜异位症、盆腔炎和子宫粘膜下肌瘤等引起的月经疼痛。中医认为，本病病因多因寒湿凝滞，气滞血瘀而成。中药泡脚和足部按摩对缓解痛经有一定疗效。

【足浴疗法】

方1　艾叶香附水治痛经

配方　艾叶20克，香附10克，益母草20克，玄胡15克，当归15克，赤芍15克，小茴香15克，红花10克。

用法　将上药加清水2000毫升，煎至水剩1500毫升时，澄出药液，倒入脚盆中，先熏蒸，待温度适宜时泡洗双脚，每晚临睡前泡洗1次，每次40分钟，于经前10天开始，月经干净止。

功效　祛寒通经，理气活血。适用于痛经。

方2　丹参艾叶水治痛经

配方　丹参50克，艾叶30克，桃仁、小茴香各20克。

用法　将上药加清水适量，煎煮30分钟，去渣取汁，与2000毫升开水一起倒入盆中，先熏蒸，待温度适宜时泡洗双脚，每天1次，每次熏泡40分钟，于经前10天开始，14天为1疗程。

功效　温经散寒，活血止痛。适用于痛经伴有小腹疼痛，经色黯黑夹血块，畏寒肢冷者。

方3　肉桂延胡水治痛经

配方　肉桂3克，三棱、莪术、红花、当归、丹参、五灵脂、延胡各10克，木香6克。

用法　将上药加清水适量，煎煮30分钟，去渣取汁，与2000毫升开水一起倒入盆中，先熏蒸，待温度适宜时泡洗双脚，每天早、晚各1次，每次熏泡40分钟，月经前1周开始泡脚，10天为1疗程。

功效　温经化瘀，理气止痛。适用于原发性痛经。

方4　益母草香附水治痛经

配方　益母草、香附、乳香、没药、夏枯草各20克。

用法　将上药加清水适量，浸泡20分钟，煎数沸，取药液与1500毫升开水同入脚盆中，趁热熏蒸，待温度适宜时泡洗双脚，每天2次，每次40分钟，从月经开始前10天起，15天为1疗程。

功效　温经散寒，活血止痛，理气散结。适用于痛经。

方5　大蒜玄参水治痛经

配方　大蒜60克，玄参、生地、当归、白芷、赤芍各40克，肉桂30克。

用法　将上药加清水2000毫升，煎至水剩1500毫升时，澄出药液，倒入脚盆中，先熏蒸，待温度适宜时泡洗双脚，每晚临睡前泡洗1次，每次40分钟，月经前10天开始泡脚，直至月经干净止。

功效　清热凉血，逐瘀止痛。适用于血热挟瘀型痛经，症见经期腹痛、下血鲜红、血块红紫、疼痛拒按、刺痛难忍等。

方6　艾叶益延水治痛经

配方　艾叶、益母草、延胡索各20～30克。

用法　上药加清水1000毫升，煎沸10分钟后，将药液倒入脚盆内，待温浸泡双脚，每日浸泡1次。于月经前1周开始治疗至经行停止。也可每日1剂，头煎内服，二、三煎泡脚。

功效　主治痛经。

方7　荔枝核香附水治痛经

配方　荔枝核、香附各30克，黄酒50克。

用法　将上药加清水适量，煎煮30分钟，去渣取汁，与2000毫升

开水一起倒入盆中，调入黄酒先熏蒸，待温度适宜时泡洗双脚，每天1次，每次熏泡40分钟，于月经前10日开始泡脚至行经止。

功效　行气通经。适用于以气滞为主的实症痛经。

方8　山楂五灵脂水治痛经

配方　山楂50克，五灵脂、川芎、蒲黄各20克，青皮15克。

用法　将上药加清水适量，煎煮30分钟，去渣取汁，与2000毫升开水一起倒入盆中，先熏蒸，待温度适宜时泡洗双脚，每天早、晚各1次，每次熏泡40分钟，于行经前1周开始泡脚，直至月经结束。

功效　活血化瘀，行气止痛。适用于痛经并有腹部胀痛，经色紫暗夹血块者。

方9　败酱草五灵脂水治痛经

配方　败酱草35克，五灵脂、黄柏、知母各20克，生蒲黄、木香各15克。

用法　将上药加清水2000毫升，煎至水剩1500毫升时，澄出药液，倒入脚盆中，先熏蒸，待温度适宜时泡洗双脚，每晚临睡前泡洗1次，每次40分钟，于行经前10天开始泡脚，至月经干净止。

功效　清热利湿，化瘀止痛。适用于经前或经期腹痛，腹部有灼热感，低热口苦，尿黄便秘者。

方10　当归川芎水治痛经

配方　当归10克，川芎10克，赤芍10克，白术12克，紫石英20克，葫芦巴6克，五灵脂12克，金铃子10克，延胡索10克，制香附12克，小茴香6克，艾叶6克。

用法　将上药加清水适量，煎煮30分钟，去渣取汁，与2000毫升开水一起倒入盆中，先熏蒸，待温度适宜时泡洗双脚，每天早、晚各1次，每次熏泡40分钟，于行经前1周开始泡脚，直至月经干净止。

功效　温经化瘀，散寒止痛。适用于经前或经时小腹拧痛或抽痛，凉而沉重感，按之痛甚，得热痛减，经行量少，色黯有血块，畏寒便溏，苔白腻，脉沉紧者。

【有效穴位】

太冲、大敦、公孙、然谷、28号穴、涌泉等穴位（图7-5）。

【按摩手法】

1. 按揉太冲、水泉、公孙、28号穴、然谷各穴位30～50次；

2. 掐按大敦穴30～50次，力度适中；

3. 点揉涌泉穴100次，力度稍重。

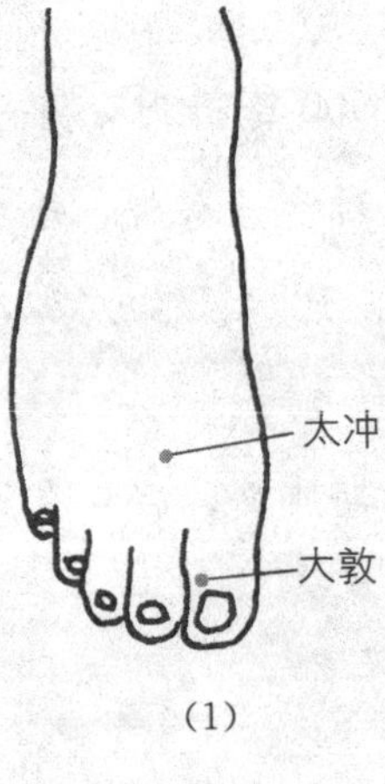

(1)

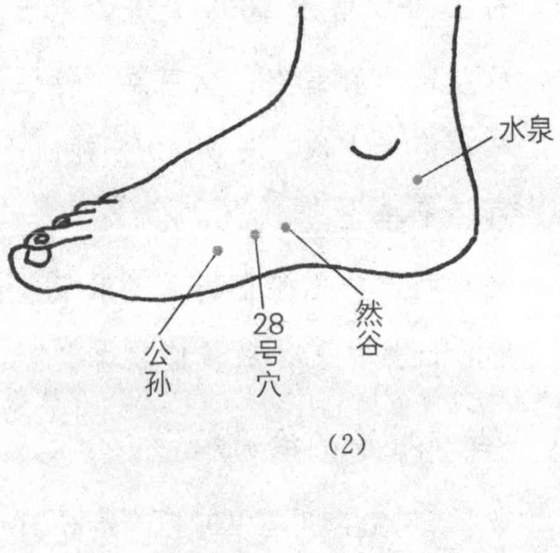

(2)

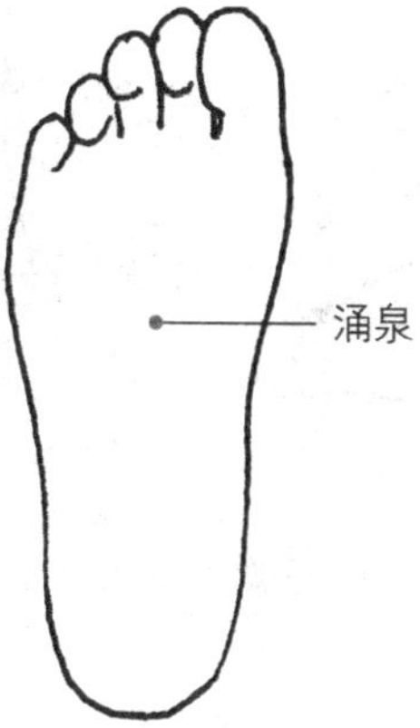

（3）

图 7-5

【有效反射区】

脑垂体、独阴、生殖腺、甲状腺、肺、心、肝、肾、肾上腺、脾、腹腔神经丛、下腹部、子宫、膀胱等反射区（图 7-6）。

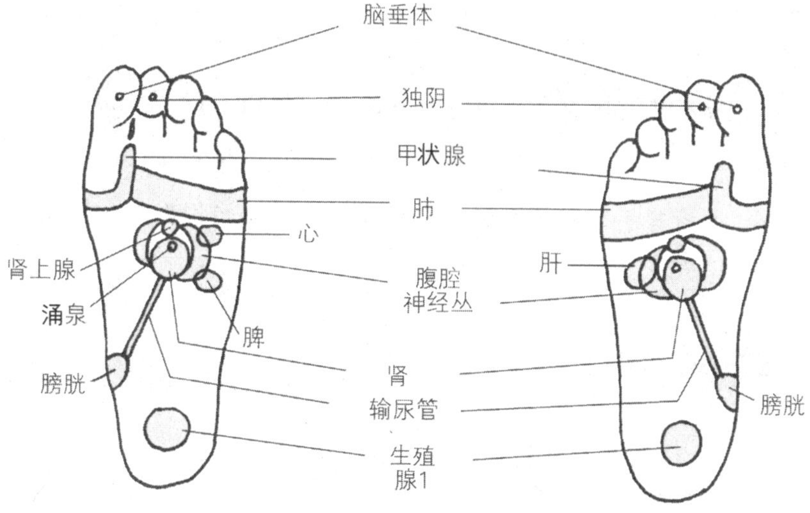

（1）　　（2）

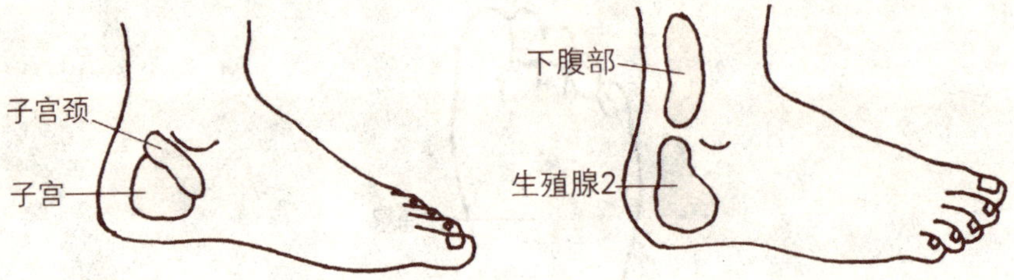

(3) (4)

图 7-6

【按摩手法】

1. 点按脑垂体、独阴、肾上腺 30～50 次，力度适中；

2. 重点推按肺、输尿管、甲状腺 、子宫颈、下腹部 50～100次；

3. 按揉子宫、生殖腺 1、生殖腺 2、膀胱、肾、心、肝、脾各 30～50 次；

4. 刮压腹腔神经丛 30～50 次。

【生活注意】

1. 治疗期间应忌食生冷、辛辣食物，忌烟酒；

2. 疼痛剧烈患者，应到医院就诊，不宜坚持自疗；

3. 止痛药不可随便服用，应根据实际情况询问医生后决定。

◆盆腔炎

盆腔炎为妇科的常见病，当细菌进入后，炎症可局限于一个部位或几个部位同时发炎。按其发病过程，临床表现可分为急性与慢性两种。

急性盆腔炎应以抗菌素等药物治疗为主，慢性盆腔炎结合足部按摩可提高疗效，缩短疗程，减少用药剂量，并且副作用少。其常见的症状有：长期持续性、程度不同的下腹隐痛、坠胀或腰痛，常在月经期加重，经期延长，月经过多，白带增多、呈脓性或有臭味，有时出现尿频，排尿和大便时胀痛。

【足浴疗法】

方1　地丁草水治盆腔炎

配方　地丁草、虎杖、蚤休各30克，当归、川芎各20克。

用法　将上药加清水适量，浸泡20分钟，煎数沸，取药液与1500毫升开水同入脚盆中，趁热熏蒸患处，待温度适宜时泡洗双脚，每天2次，每次40分钟，15天为1疗程。

功效　疏肝理气，活血化瘀。用治盆腔炎。

方2　银花连翘水治盆腔炎

配方　银花50克，连翘50克，丹皮、蒲公英、土茯苓、车前草各20克。

用法　将上药加清水适量，煎煮30分钟，去渣取汁，与2000毫升开水一起倒入盆中，先熏蒸，待温度适宜时泡洗双脚，每天1次，每次熏泡40分钟，10天为1疗程。

功效　清热解毒，化瘀利湿。用治急性盆腔炎湿热瘀结型。

方3　杏仁半夏水治盆腔炎

配方　杏仁、半夏、生薏仁、陈皮各30克，淡竹叶、川朴、车前子、泽泻各20克

用法　将诸药加清水适量，浸泡10分钟后，水煎取汁，放入脚盆中，待温时泡脚，每日2次，每次30分钟，每日1剂，连续10天为1疗程。

功效　清热解毒，宣畅三焦。用于急性盆腔炎。

方4　忍冬藤水治盆腔炎

配方　忍冬藤、蜀红藤各30克，大黄、大青叶、杜丹皮各20克。

用法　将上药加清水适量，浸泡20分钟，煎数沸，取药液与1500毫升开水同入脚盆中，趁热熏蒸，待温度适宜时泡洗双脚，每天2次，每次40分钟，15天为1疗程。

功效　清热解毒，利湿化瘀，活血凉血。用治盆腔炎。

方5　黄连黄柏水治盆腔炎

配方　黄连、黄柏各30克，白花蛇舌草50克，红藤、败酱草各30克，赤芍、川断各20克。

用法　将上药加清水2000毫升，煎至水剩1500毫升时，澄出药液，倒入脚盆中，先熏蒸，待温度适宜时泡洗双脚，每晚临睡前泡洗1次，每次40分钟，30天为1疗程。

功效　清热解毒，化瘀利湿，疏肝理气。适用于慢性盆腔炎。

【有效穴位】

太溪、三阴交、中都、地机、阴陵泉、行间、太冲、中封、足三里等穴位（图7-7）。

【按摩手法】

1. 拇指捏按太溪、中封、太冲、行间各穴位100次，力度稍重；

2. 单指扣拳点按中都、地机、阴陵泉、足三里各穴位50～100次，力度以酸痛为宜。

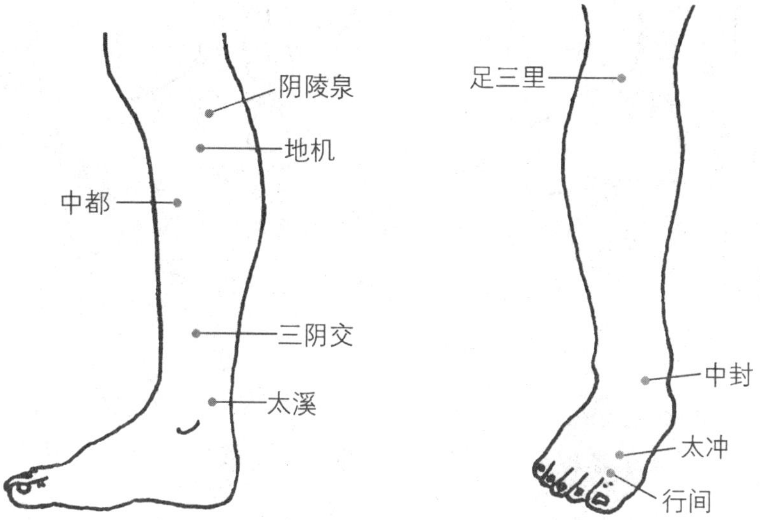

图 7-7

【有效反射区】

肾、肾上腺、子宫、下腹部、生殖腺 1、生殖腺 2、各淋巴反射区、腹腔神经丛 、膀胱、输尿管等反射区（图 7-8）。

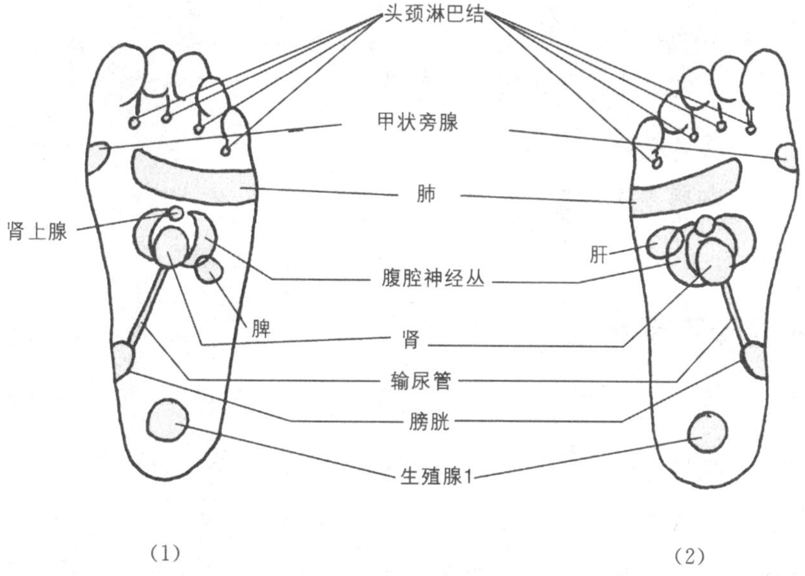

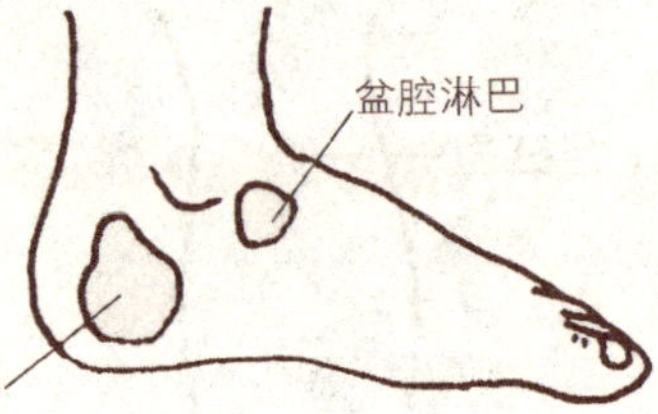

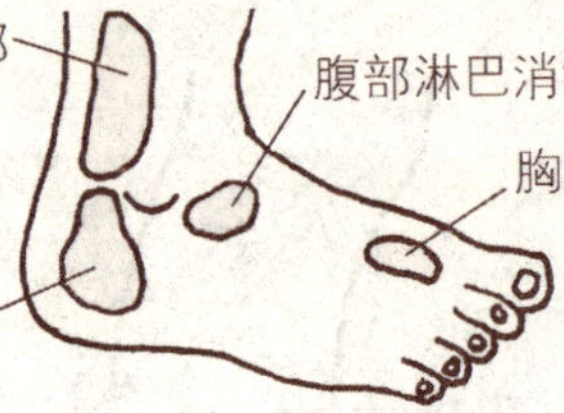

图 7-8

【按摩手法】

1. 按揉子宫、生殖腺 1、生殖腺 2、下腹部、膀胱、肾、肾上腺、肝、脾各反射区 30～50 次，力度适中；

2. 点按盆腔淋巴、腹部淋巴结、胸部淋巴结、头颈淋巴结各反射区 100 次，力度稍重，以疼痛为佳；

3. 推压输尿管 50～100 次；

4. 刮压腹腔神经丛 50～100 次。

【生活注意】

1. 注意卫生，每天清洗外阴部；

2. 饮食清淡，少吃或不吃辛辣食品；

3. 加强身体锻炼，提高免疫能力。

◆更年期综合征

更年期综合征是指妇女到了 45～55 岁，由于生理改变，机体一时不能适应而出现特定的一系列综合病症。患者常感头晕头痛、心烦急躁、月经周期先后不定、量忽多忽少或淋漓不断，或数月不行，易发脾气、焦虑不安、胃满胁胀、多梦少寐、排尿量多，或口干、手足心热、耳鸣、心悸乏力、潮热汗出，甚则血压升高等，中医称为绝经前后诸症。中药泡脚和足部按摩对治疗本病有一定的辅助效果。

【足浴疗法】

方1　生地钩藤水治更年期综合征

配方　生地、钩藤、白芍、女贞子、旱莲草各15克，当归、香附、菊花、黄芩、桑叶、丹皮各10克。

用法　将上药加清水适量，煎煮30分钟，去渣取汁，与2000毫升开水一起倒入盆中，待温度适宜时泡洗双脚，每天1次，每次熏泡40分钟，10天为1疗程。

功效　滋补肝肾，平抑肝阳。适用于更年期综合征。

方2　党参黄精水治更年期综合征

配方　党参、黄精、黄芪、白术、益智仁各30克。

用法　将上药加清水适量，煎煮30分钟，去渣取汁，与2000毫升开水一起倒入盆中，待温度适宜时泡洗双脚，每天早、晚各1次，每次熏泡40分钟，10天为1疗程。

功效　适用于虚弱、中气不足、经血量多的更年期综合征。

方3　黄连麦冬水治更年期综合征

配方　黄连3克，枣仁、麦冬、白芍、白薇、丹参各9克，龙骨15克。

用法　将上药加清水适量，浸泡20分钟，煎数沸，取药液与1500毫升开水同入脚盆中，待温度适宜时泡洗双脚，每天2次，每次40分钟，30天为1疗程。

功效　清心，平肝。主治妇女更年期综合征。证见烘热汗出、心烦易怒、口干、失眠、心悸心慌等。

方4 女贞子首乌水治更年期综合征

配方 女贞子、制何首乌各55克，苦丁茶15克。

用法 将上药加清水2000毫升，煎至水剩1500毫升时，澄出药液，倒入脚盆中，待温度适宜时泡洗双脚，每晚临睡前泡洗1次，每次40分钟，15天为1疗程。

功效 滋补肝肾，平肝降火。适用于更年期综合征见月经紊乱，头昏耳鸣，五心烦热，急躁口苦者。

方5 白萝卜合欢皮水治更年期综合征

配方 白萝卜250克，合欢皮、夜交藤各50克。

用法 将白萝卜切片，与另2味同入药锅，加清水适量，煎煮30分钟，去渣取汁，与2000毫升开水一起倒入盆中，待温度适宜时泡洗双脚，每天1次，每次熏泡40分钟，10天为1疗程。

功效 疏肝解郁，理气化痰。适用于更年期综合征见胸胁及小腹胀满疼痛，抑郁不乐者。

方6 丹参补骨脂水治更年期综合征

配方 丹参、补骨脂各30克，五味子、淮山药各20克。

用法 将上药加清水适量，煎煮30分钟，去渣取汁，与2000毫升开水一起倒入盆中，待温度适宜时泡洗双脚，每天早、晚各1次，每次熏泡40分钟，10天为1疗程。

功效 温补脾肾。适用于更年期综合征见月经失调，形寒肢冷，腰酸浮肿者。

方7 当归枣仁水治更年期综合征

配方 当归、生地、白芍、川芎各15克，玄参、珍珠母各30克，杭菊花9克，丹参、炒枣仁各15克。

用法　将上药加清水适量，浸泡20分钟，煎数沸，取药液与1500毫升开水同入脚盆中，待温度适宜时泡洗双脚，每天2次，每次40分钟，15天为1疗程。

功效　滋阴潜阳，养血安神。适用于更年期综合征。

方8　柴胡白芍水治更年期综合征

配方　柴胡、白芍、香附各15克，枳壳、郁金各30克，陈皮、木香各9克。

用法　将上药加清水2000毫升，煎至水剩1500毫升时，澄出药液，倒入脚盆中，待温度适宜时泡洗双脚，每晚临睡前泡洗1次，每次30分钟，20天为1疗程。

功效　适用于肝气郁结型更年期综合征。

方9　生地丹参水治更年期综合征

配方　生地、丹参、小麦、小枣各30克，柴胡5克，当归、白芍、茯苓、白术、甘草各10克。

用法　将上药加清水适量，煎煮30分钟，去渣取汁，与2000毫升开水一起倒入盆中，待温度适宜时泡洗双脚，每天1次，每次熏泡40分钟，10天为1疗程。

功效　滋补肝肾，养血敛阴。适用于更年期综合征。

【有效穴位】

昆仑、申脉、太冲、行间、侠溪、失眠点、涌泉、阳陵泉、足三里等穴位（图7-9）。

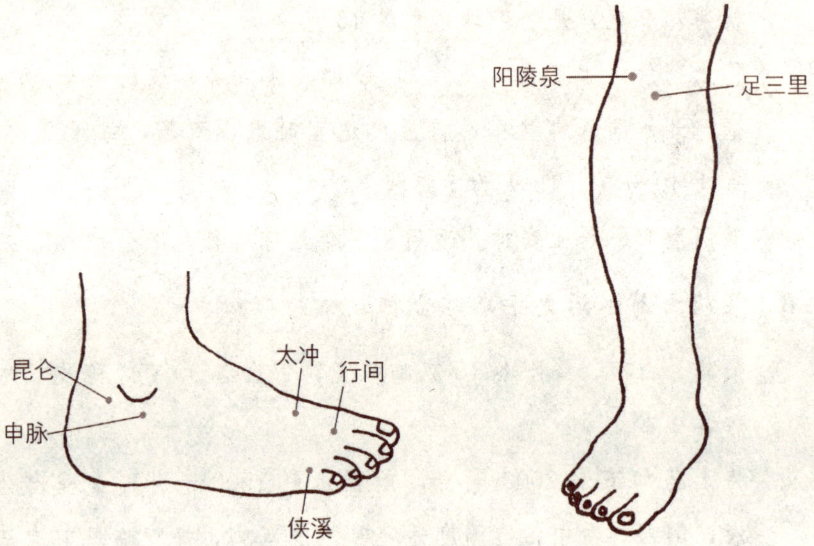

图 7-9

【按摩手法】

1. 捏揉昆仑、申脉 50～100 次；

2. 按压太冲、行间、侠溪、阳陵泉、足三里 50～100 次；

3. 点按失眠点、涌泉各 100 次，力度稍重，以有气感为宜。

【有效反射区】

大脑、脑垂体、心、肝、肾、脾、腹腔神经丛、输尿管、肺、甲状腺、生殖腺等反射区（图 7-10）。

【按摩手法】

1. 单指扣拳法，点按脑垂体、肾上腺、心、肝、肾各50～100次，力度以酸痛为佳；

2. 拇指重力推压生殖腺、腹腔神经丛各 100 次；

3. 推按肺、输尿管、甲状腺各 50～100 次，力度轻缓；

4. 按揉大脑、甲状旁腺、膀胱、脾各50次，力度适中。

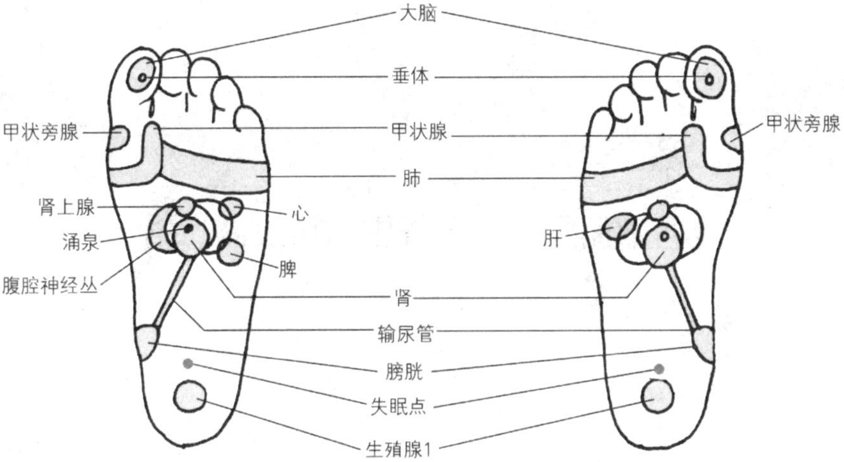

图 7-10

【生活注意】

1. 适当参加体育锻炼，保持良好平静的心态；

2. 每日工作不宜太累，注意饮食营养；

3. 按摩后再用热水浸足，并喝温开水。

第八章

各取所需，足疗养生日常按揉方略

按压足三里可以调理我们的肠胃，使得食欲大增；搓搓脚底可以防止失眠，让我们一觉到天明；揉揉陷谷穴可以消除人参浮肿；而中药泡泡脚，按摩按摩还可以防止出门在外应酬喝醉了，旅游晕车晕船了，防止风吹日晒皮肤粗糙等等，到底该怎样做一个适合自己的足疗呢？择其善者而从之，目的一个：各取所需。

◆调理肠胃——按足三里

在我们的膝盖下面有一个调肠胃、抗衰老的穴位——足三里穴，当我们把腿屈曲时，可以看到在膝关节外侧有一块高出皮肤的小骨头，这就是外膝眼，从外膝眼直下四横指处就是足三里。

中医药认为足三里穴是胃经的合穴，所谓合穴就是全身经脉流注会合的穴位，全身气血不和或阳气虚衰引起的病症，尤其是胃经气血不和，敲打足三里都能够进行调整，可以治疗胃痛、呕吐、腹胀、肠鸣、泻泄、便秘等胃肠道消化不良的病症。经常按摩足三里，还能防病健身、抗衰延年，对各种常见的老年病有很好的防治效果。在车上、工间休息的时候，不妨经常按摩足三里，持之以恒，定有裨益。

具体方法是：用大拇指或中指在足三里穴做按压动作，每次5～10分钟，注意每次按压要使足三里穴有针刺一样的酸胀、发热的感觉。

◆治疗失眠——摩擦脚底

有不少患者向医生抱怨说夜里睡不着，他们由于心事重重或者烦躁不安，因此躺在床上辗转反侧，睁着眼睛直到天亮。同时，如果末梢血液不畅通，离开心脏最远的脚底受到影响，双脚怕冷，也容易患失眠症。

失眠时可以让双脚合拢起来相互摩擦，使血液畅通，脚部就会感到温暖，于是马上可以酣然入睡。方法是仰卧在床上，举起双脚，然后用劲地相互摩擦。如果使双手也同样进行摩擦，效果会更佳。只要摩擦20次，脚部就会感到温暖，睡意也就来临了（图8-1）。

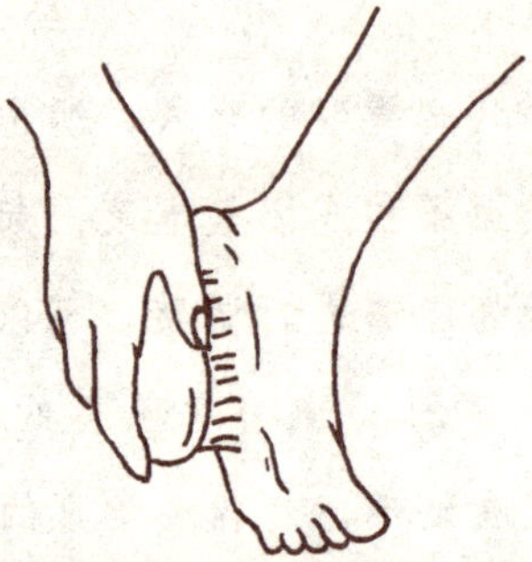

图 8-1

◆防止健忘——揉脚大趾

为了提高记忆力，可以用手抓住双脚的大趾作圆形运动，每天揉搓几次，每次 2～3 分钟，其效果相当好。脚的大趾是与胰脏相联结的，胰脏与人的记忆力有密切的关系。因此，只要通过刺激大趾来锻炼胰脏，记忆力自然得到提高。

◆调理水肿——敲失眠穴

水肿的人早晨起来时双手僵硬，很难握成拳。而且到了晚上，双脚还会浮肿起来。这是由水分代谢不良所引起的症状。即使控制饮水也根本不会有效果。推荐一种促进水分代谢的穴位刺激法。

促进水分代谢的穴位，是脚心后跟中央的失眠穴。

水肿的人，这一部位通常会比普通人软一些。可用木锤或“健康锤”轻轻敲打这里，两腿合起来共 5～6 分钟。这种刺激首先会

增加排尿量。但是，因为它会促进排尿，所以最好避免在睡觉前进行。（图 8-2）

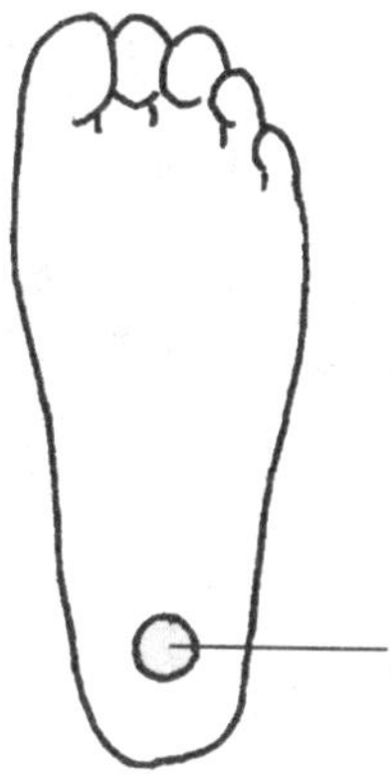

图 8-2

◆妊娠浮肿——揉陷谷穴

有相当多的孕妇，在妊娠后期会出现下肢浮肿。轻度浮肿常常是下午较明显，早晨可消失，这是正常现象。如果早晨仍不能消失，则称为妊娠水肿。

对于下肢浮肿的孕妇，可让其采用平卧位或下肢略为抬高的体位，然后从足背开始，沿小腿向大腿方向推拿，力度要轻柔，手法以按、压、推、摩、轻捏交替混合使用。

在按压推揉的过程中，要以陷谷穴为重点（图 8-3）。该穴在脚背上第二三趾骨结合部前方的凹陷处。按压此处，对颜面浮肿、水肿、足背肿痛都有很好的疗效。

一般来说，对下肢经过一番推揉，再对陷谷穴按压 10 分钟后，就可以消除下肢浮肿。如果第二天下肢浮肿又发生了，可采用本法继续治疗，直至彻底消除浮肿为止。

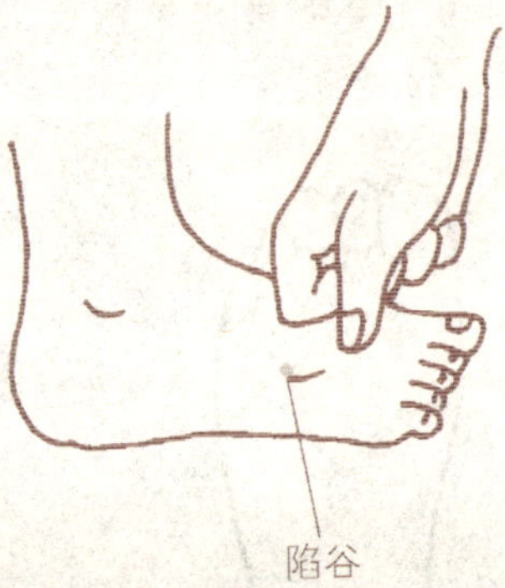

图 8-3

◆小腿胀痛——按揉小腿

长时间地从事驾车或打网球、滑雪等运动过后，经常会感觉小腿肚胀痛。此时应首先按摩，松弛紧张僵硬的肌肉，若洗浴之后施行按摩，效果则更加明显。

若突然用强力按揉僵硬的肌肉，反而易使症状加重，按摩时须柔和用力，如摩擦程度即可。

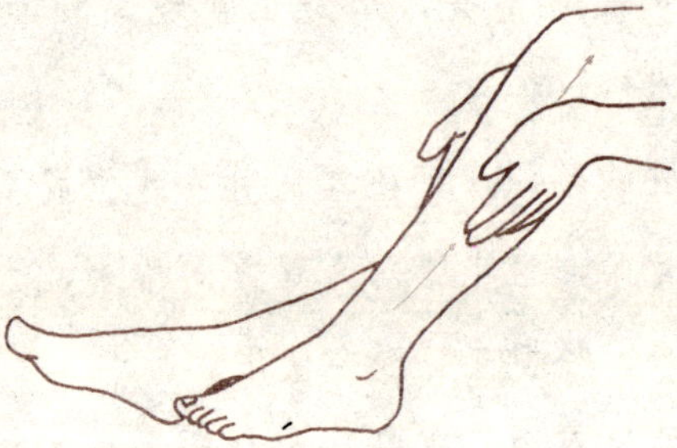

图 8-4

取坐位屈膝，用双手夹住足部，不要用力过大，从脚腕开始柔和地向上摩擦至膝部。反复 10 次。(图 8-4)

腿肚中淤积的血液，在按摩的作用下回流，乳酸等令肌肉产生疲劳的物质得到疏通，疼痛也就得到缓解了。

晕车晕船——足疗止晕

晕车船是指坐车或坐船时，由于车船的速度不均，振动和摇晃而造成的头晕、头痛、呕吐、恶心等身体不适的症状。其主要原因是具有保持身体平衡的内耳迷路受到强烈刺激，失去平衡而引起植物神经或三叉神经的失调所致。

有神经质或胃肠病症状的儿童容易发生晕车船。感冒、睡眠不足、胃肠虚弱、精神压抑、过量饮酒时，也容易发生本病。

车的排气、船油漆的气味以及发动机的声音，也会使身体状况失调，从而引发晕车船。

足浴按摩对晕车、晕船患者，有很好的疗效。

【足浴疗法】

方 1　姜水治晕车船

配方　生姜 500 克。

用法　将生姜加清水 2000 毫升，煎煮数沸，取药液入脚盆中，趁热熏蒸，待温度适宜时泡洗双脚，每次 40 分钟，于坐车船前泡脚效果好。

功效　止呕吐，定眩晕。

方 2　千金菊花水治晕车船

配方　千金草 150 克，菊花 30 克，生姜 50 克。

用法　将上药加适量清水浸泡 10 分钟，煎煮数沸，倒入脚盆内熏蒸双脚，待药温适宜时泡脚。每天 1 次，每次 40 分钟，5 天为1疗程。于坐车船前泡脚效果好。

功效　止呕吐，定眩晕。

【有效穴位】

足三里、公孙、昆仑、涌泉等穴位（图8-5）。

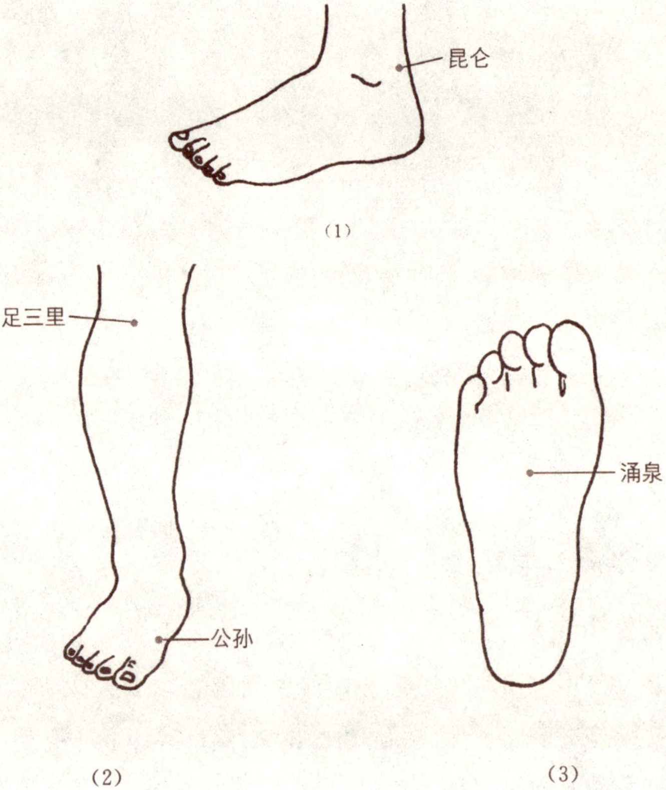

图8-5

【按摩手法】

1. 捏揉昆仑、公孙穴各100次，力度稍重，以酸痛为宜；

2. 单指扣拳点按足三里50～100次，力度以胀痛为宜；

3. 擦涌泉穴100次，以有气感为宜。

【有效反射区】

胃、十二指肠、胰、肝、内耳迷路等反射区（图 8-6）。

【按摩手法】

1. 按揉胃、肝、胰各反射区 100 次，力度以胀痛为宜；

2. 推压十二指肠 50 次，力度适中；

3. 刮压内耳迷路 100～150 次，力度稍重。

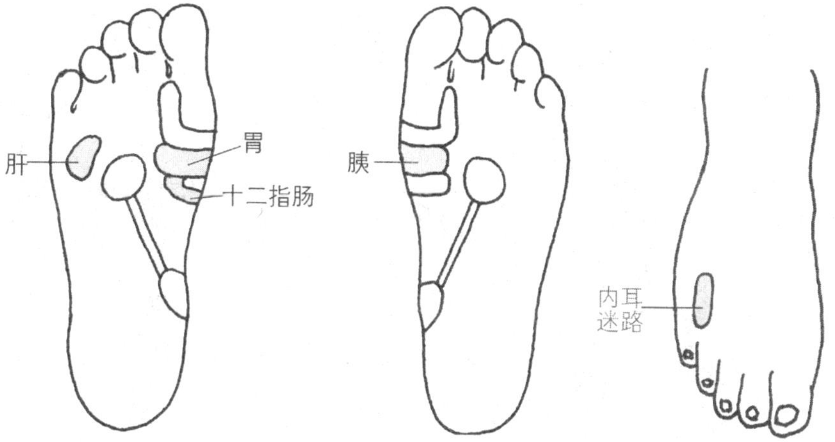

图 8-6

【生活注意】

1. 在坐车或坐船前半小时，刺激足部反射区，尤其对胃反射区的按摩，可预防晕车船症的发生；

2. 坐车或坐船时，应选择窗边的坐椅；

3. 坐车船时，口内含生姜片可减轻症状。

◆深度醉酒——足疗醒酒

醉酒是急性乙醇中毒的俗称，是由体内饮入大量酒精或酒类饮料后引起的中枢神经由兴奋转抑制的状态。

醉酒症状的轻重与饮酒量、个体的敏感性有关。一般分为三期，第一是兴奋期，头昏，乏力，自控力丧失，欢快感，言语增多，颜面潮红或苍白；第二是共济失调期，动作不协调，步态不稳，语无伦次，伴眼球震颤；第三是昏睡期，患者沉睡，颜面苍白，皮肤湿冷，呼吸浅表，口唇微紫。严重者深度昏迷，甚至呼吸麻痹死亡。饮酒过量的人常在第二天感到头痛、烧心、疲倦等身体不适，而中药泡脚和足部按摩对醉酒有很好的疗效。

【足浴疗法】

方1　蒲公英水醉治酒

配方　蒲公英60克，干葛花30克，木通、黑丑各10克。

用法　将上药加清水2000毫升，煎煮数沸后将药液倒入盆内，待温度适宜时浸泡双脚，每次20分钟，隔2小时1次，中病即止。

功效　解毒利水，促进排泄。适用于醉酒者。

方2　赤小豆水治醉酒

配方　赤小豆100克，绿小豆50克，葱白100克。

用法　将上药加清水2000毫升，煮数沸后将药液倒入盆中，待温度适宜时浸泡双脚，每次20分钟，隔2小时1次，中病即止。

功效　清热解毒，利水发汗。适用于醉酒者。

方 3　冬瓜皮水治醉酒

配方　冬瓜皮 100 克，葱白 100 克，白酒 100 克。

用法　将冬瓜皮、葱白加清水 2000 毫升，煎煮数沸后倒入脚盆中。待水温适宜时入白酒浸泡双脚，每次 20 分钟，隔 2 小时 1 次，中病即止。

功效　清热解毒，利水发表。适用于酒醉者。

【有效穴位】

大敦、足三里、昆仑、筑宾等穴位（图 8-7）。

【按摩手法】

1. 以重手法掐按大敦 50～100 次，以疼痛为佳；
2. 单指扣拳，点按足三里、筑宾穴各 50～100 次，力度适中；
3. 捏揉昆仑穴 50～100 次，以胀痛为宜。

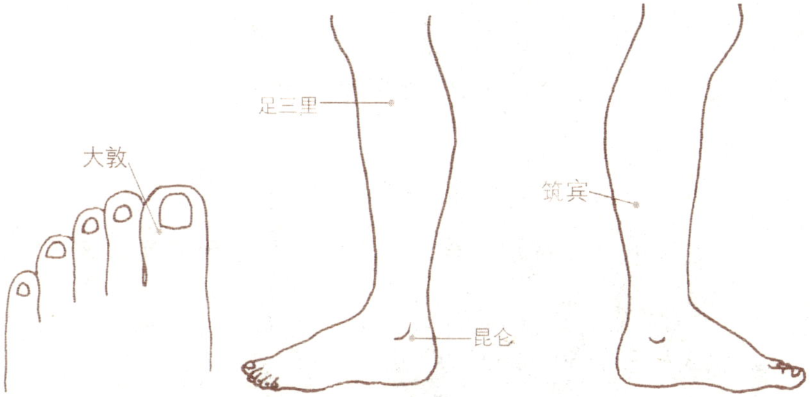

图 8-7

【有效反射区】

胃、肝、胆、输尿管、头部、额窦、肾、胰、膀胱、腹腔神经丛等穴位（图 8-8）。

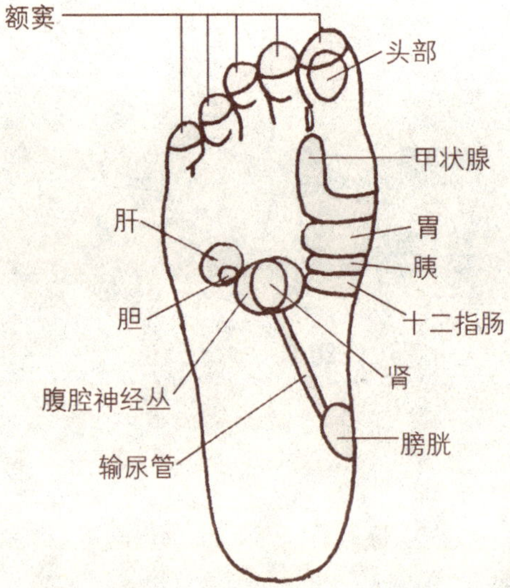

图 8-8

【按摩手法】

1. 按揉肝、肾、胃、头部、膀胱各反射区 50～100 次，力度稍重，以胀痛为宜；

2. 点按胆、额窦反射区 50 次，力度适中；

3. 刮压甲状腺、腹腔神经丛、胰、十二指肠各反射区 50 次，力度以酸痛为宜；

4. 推压输尿管 50～100 次，力度稍重。

【生活注意】

1. 尽量少饮酒，醉酒对身体有很多伤害，特别是加重肝脏功能的负担；

2. 醉酒后多饮水或喝少量醋帮助解酒；

3. 如醉酒后症状很重，应到医院就诊，以防意外。

附录

足浴原材料的性味与功效

食物也有自己的个性和脾气，相处得好，我们称之为“相生”，相处不好，我们谓之“相克”。足浴的原材料也是如此，只有在了解他们的药理成分、性味、功效和宜忌的时候，我们的足疗才能做时安心，泡时放心，按后舒心，揉后开心。

◆ 解毒药

(1) 金银花

成分　含绿原酸，黄酮类，木犀草素，肌醇，皂甙，鞣质，挥发油等。有显著的广谱抗菌作用，能抗流感病毒和抑制皮肤真菌；能减少实验动物肠道对胆固醇的吸收。

性味　味甘，性寒。

功效　清热解毒，凉散风热。适用于痈肿疔疮、喉痹、丹毒、血热毒痢、风热感冒、温病发热等症。

宜忌　慢性肠炎、肝炎、肝硬变、慢性腹泻等禁用单味药多量久用，无热毒者忌久用。

(2) 菊花

成分　含挥发油，胆碱，腺嘌呤，菊甙，氨基酸，黄酮类及少量维生素 B_1。具有抗炎，扩张冠状动脉及增加冠状动脉血流量、降压、降脂、抗动脉硬化、降转氨酶、解铅中毒等作用。

性味　味甘、苦，性微寒。

功效　散风清热，平肝明目。适用于风热感冒、头痛头昏、肝经风热、目赤肿痛、迎风流泪、高血压、疮痈肿毒等症。

宜忌　气虚胃寒、食少泄泻者不宜用。

(3) 桑叶

成分　含芸香甙，槲皮素，异槲皮甙，微量 β—谷甾醇，挥发油，有机酸，糖类，氨基酸及维生素 C，维生素 B_2 等。对伤寒杆菌、葡萄球菌有抑制作用；有降血糖作用；能降低毛细血管通透性而起止血作用；对气管有解痉作用。

性味　味甘、苦，性寒。

功效　疏风清热，清肝明目。适用于风热感冒、咳嗽、头晕头痛、目赤肿痛、视物昏花等症。

(4) 紫苏

成分　含挥发油等。煎剂有微弱的解热作用；能抑制葡萄球菌的生长，紫苏油有升高血糖的作用。

性味　味辛，性温。

功效　解表，散寒，理气和胃。适用于风寒感冒、恶寒发热、咳嗽、气喘、胸腹胀满、胎动不安。并能解鱼蟹中毒。

(5) 黄柏

成分　树皮含小檗碱、木兰花碱、黄柏碱、掌叶防己碱及内酯、甾醇等。动物实验证明，小檗碱对金黄色葡萄球菌、肺炎球菌、白喉杆菌、痢疾杆菌等均有效果。黄柏水煎剂能杀死钩端螺旋体，尚有降压作用。

性味　味苦，性寒。

功效　清热燥湿，益阴补肾，泻火解毒。适用于尿路感染、前列腺炎、黄疸、痢疾、肠炎、湿热带下、热淋便血、痔漏等症。

宜忌　非实火忌内服。低血压、低血糖忌用。

(6) 蒲公英

成分　含蒲公英甾醇，胆碱，菊糖和果胶等。具有利胆、保肝、消炎、利尿、抗癌等作用。

性味　味苦、甘，性寒。

功效　清热解毒，凉血散结，疏肝通乳，清肝明目。适用于目赤肿痛、乳汁不通、便秘、上呼吸道感染、肺炎、肝炎、乳痈、肠痈、疖肿、痄腮、急性结膜炎等症。

宜忌　慢性胃炎，溃疡病，肠炎，肝炎，慢性腹泻及月经量少，月经后期痛经，忌单味药大量用。

(7) 板蓝根

成分　含靛甙，β-谷甾醇，靛红及各种氨基酸，糖类和植物蛋白。

有抗病原微生物及解毒作用。

性味　味苦，性寒。

功效　清热解毒，凉血消瘀斑。利咽消肿，镇咳祛痰。适用于风热温毒、热毒入血所致的头痛、出疹、发斑、丹毒以及慢性肝炎、腮腺炎、流行性脑脊髓膜炎、麻疹等症。

宜忌　脾胃虚寒者忌单用，忌过量用。

(8) 黄连

成分　含小檗碱及黄连碱，甲基黄连碱，掌叶防己碱等多种生物碱。有较强的广谱抗菌作用。还有明显的利胆、保肝、降谷丙转氨酶的作用。有加强白血球吞噬功能作用及清热降压作用。

性味　味极苦，性寒。

功效　清热燥湿，泻火解毒，清心除烦，养肝明目。适用于肠胃湿热的痢疾、泄泻；胃热胸脘痞满，呕吐吞酸，口舌生疮、目赤牙痛、尿赤、便秘；热盛所致的吐血、衄血、痔疮出血及热毒所致的疮痈、肿毒、湿疹等症。

宜忌　非湿热者忌内服黄连。

(9) 荷叶

成分　含莲碱，荷叶碱，原荷叶碱，亚美罂粟碱等多种生物碱。尚含有槲皮素，异槲皮甙，连甙，多种有机酸，鞣质等。荷叶碱对平滑肌有解痉作用。

性味　味辛，性凉。

功效　助脾胃，升中气，清暑利湿，散瘀止血。适用于暑湿泻泄、眩晕、浮肿、吐血、衄血、崩漏、便血、产后血晕等症。

宜忌　本品有升散耗气作用，虚者忌服。凡上焦邪盛，宜清降者，也不可用。

(10) 苦参

成分　含多种生物碱，黄酮类，山奈酚等。有利尿，抗菌等作用。据现代研究，苦参对X射线照射所致的白细胞减少症有明显的治疗作用。

性味　味苦，性寒。

功效　清热燥湿，祛风止痒，利水杀虫。适用于热毒血痢、肠风下血、黄疸、带下症；湿热蕴结的湿疹、荨麻疹、皮肤瘙痒、疥癣；风邪湿热所致的便血、阴道滴虫、中耳炎、急慢性肾炎等症。

宜忌　不宜与藜芦同用。

(11) 决明子

成分　含大黄酚、大黄素、芦荟大黄素等成分。有降压、抗菌作用。决明水浸液煎剂对动物有明显的降压作用，对葡萄球菌、白喉杆菌及伤寒、副伤寒杆菌、大肠杆菌等均有明显的抑制作用。

性味　味甘、苦、咸，性微寒。

功效　清热明目，祛风止痛，润肠通便。适用于风热头痛、目赤涩痛、羞明多泪、目暗不明、大便秘结、视神经炎、原发性高血压、肾性高血压病等。

宜忌　慢性肠炎、腹泻、低血压者忌大量久服。用通便时不宜久煎。

(12) 鱼腥草

成分 含挥发油、槲皮甙、鱼腥草素、蕺菜碱等成分。对卡他球菌、流感病毒、肺炎球菌、金黄色葡萄球菌有明显的抑制作用。具有抗病毒、利尿、镇痛、止血、促进组织再生等作用。

性味 味辛，性微寒。

功效 清热解毒，消肿排脓，利尿通淋。适用于肺痈吐脓、痰热喘咳、热痢、热淋、痈肿疮毒等症。

宜忌 不宜久服。虚寒症忌用。

消肿药

(1) 泽泻

成分 含挥发油，生物碱，泽泻醇，植物甾醇，天门冬素，树脂，蛋白质，有机酸，淀粉等。有显著的利尿和较持久的降压作用。能降低血液中的胆固醇和血糖，具有抗脂肪肝作用；对金黄色葡萄球菌、肺炎球菌、结核杆菌有抑制作用。

性味 味苦，性寒。

功效 利水渗湿，泻热。适用于小便不利、水肿、泄泻、尿少、痰饮眩晕、热淋涩痛、高脂血症等。

宜忌 肾虚滑精者慎用。

(2) 茯苓

成分 含蛋白质、脂肪、甾醇、卵磷脂、组氨酸、胆碱、茯苓多糖、蛋白酶等。有强心、滋补、利尿、抗菌、降血糖、降血压和增强人体免疫功能等作用。茯苓多糖还能显著地抑制肿瘤细胞，与其他抗癌化学药物同用，能提高疗效。

性味　味甘、淡，性平。

功效　利水渗湿，健脾宁心。适用于水肿尿少、痰饮眩悸、脾虚食少、便溏泄泻、心神不宁、惊悸失眠等症。

宜忌　茯苓偏于淡渗，对虚寒滑精和气虚下陷者应减少用量。

(3) 茵陈

成分　含挥发油，脂肪油，氯原酸，香豆精等。能促进胆汁分泌，同时也能增加胆汁中胆酸和胆红素的排出量，促进肝细胞的再生；有较明显的解热作用，并能增加心脏冠状动脉的血流量；具有平喘作用。

性味　味苦、辛，性微寒。

功效　清热利湿，利胆退黄。适用于黄疸尿少、湿疹瘙痒、传染型肝炎、胆囊炎等。

宜忌　非湿热引起的发黄忌用。

(4) 猪苓

成分　含麦角甾醇、粗蛋白、可溶性糖分、多糖等。其煎剂有明显的利尿作用。对金黄色葡萄球菌，大肠杆菌有抑制作用。猪苓多糖还有抗癌作用。

性味　味甘、淡，性平。

功效　利水渗湿。适用于小便不利、水肿泄泻、淋浊带下等症。

宜忌　无水湿者不宜用。

(5) 薏苡仁

成分　含薏苡仁油，薏苡仁脂，薏苡仁素，β谷甾醇，蛋白质，糖类，脂肪，维生素 B 等。能增强机体免疫功能，降低血糖和血清钙，抑制肿瘤细胞生长，对心脏血管、子宫有兴奋作用。有解毒、镇痛、镇静作用。

性味 味甘、淡，性微寒。

功效 健脾渗湿，除痹止泻，清热排脓。适用于水肿、脚气、小便不利、湿痹拘挛、脾虚泄泻、肺痈、肠痈、扁平疣。

宜忌 大便燥结、小便短少、因寒转筋、脾虚无湿者不宜用。妊娠禁用。

(6) 车前子

成分 含多量粘液质，琥珀酸，腺嘌呤，胆碱等。具有利尿作用，并能增加尿素、氯化钠及尿酸的排泄，能使气管及支气管分泌物增加，呼吸运动加深变缓，而有祛痰止咳作用。

性味 味甘，性微寒。

功效 清热利尿，渗湿通淋，明目，祛痰。适用于水肿胀满、热淋涩痛、暑湿泄泻、目赤肿痛、痰热咳嗽等症。

宜忌 无湿热者及孕妇忌用。

(7) 玉米须

成分 含脂肪，挥发油，树脂、苦味糖甙，皂甙，生物碱及维生素 K，甾醇和有机酸等。有利尿、利胆、止血等作用。

性味 味甘，性平。

功效 利尿泄热，平肝利胆。适用于肾炎水肿、脚气、黄疸肝炎、高血压、胆结石、糖尿病、吐血、衄血等症。

◆化瘀药

(1) 红花

成分 含红花黄色素、红花油等成分。能使子宫发生紧张性或节律性收缩；有降血压和扩张冠状动脉作用。小剂量红花对心脏有轻度兴奋作用，大剂量则起抑制作用。

性味 味辛，性温。

功效 活血通脉，消肿止痛。适用于经闭、痛经、产后瘀阻腹痛、痈肿、跌打损伤等症。

宜忌 用于和血调血时，用量宜小；用于行血破血时，用量稍大，崩漏及孕妇忌用。

(2) 丹参

成分 含丹参酮，丹参醇，维生素 E 等。能扩张冠状动脉、增加血流量、改善心肌收缩力、调整心律；能改善微循环，抗高机体的耐缺氧力；能促进组织的修复与再生；抑制过度增生的纤维母细胞瘤的生长；能降低血糖和血压，有镇静作用。

性味 味苦，性微寒。

功效 活血祛瘀，安神宁心，排脓止痛。适用于月经不调、经闭、宫外孕、肝脾肿大、心绞痛、心烦不眠、疮疡肿毒等症。

宜忌 本品畏咸水，反藜芦，忌醋；大便不实者和无瘀血者慎用。

(3) 赤芍

成分 本品能增强机体抵抗力，具有镇静、镇痛、解痉、抗炎、抗应激性溃疡、扩张冠状血管，对抗急性心肌缺血和抑制血小板聚集及抗肿瘤等作用。

性味　味苦，性微寒。

功效　行瘀，止痛，凉血，消肿。适用于瘀滞经闭、腹痛、胁痛、衄血、血痢、目赤肿痛、跌打损伤、痈肿疮疡等症。

宜忌　泄泻，产后恶露已行，少腹痛已止，痈疽已溃者不宜再用。血虚者慎用。

(4) 延胡索

成分　含延胡索乙素等成分。具有镇痛、镇静、催眠作用，还有降血脂作用。

性味　性温，味辛、苦。

功效　活血散瘀，理气止痛。适用于气滞血凝的腹痛、胃痛、月经不调、痛经、产后腹痛、心肌梗死、跌打损伤、疝气引致的腹痛、神经痛等症。

宜忌　本品有耗气伤血之弊，虚体慎用；痈疽已溃慎用，久溃不敛忌用。

(5) 川芎

成分　含挥发油、生物碱，川芎嗪，阿魏酸等成分。有镇静、镇痛、镇痉等作用；能扩张外周血管，使冠状动脉血流量和下肢血流量增加，血压下降；有兴奋子宫和抗维生素 E 缺乏症作用；有抗菌作用。

性味　味辛，性温。

功效　活血行气，祛风止痛。适用于头痛、胸胁痛、经闭、痛经、湿痛、跌打损伤、胸痹心痛等症。

宜忌 本品辛温升散，若用之太过，有走泄真气之弊。阴虚气弱、劳热多汗及气逆呕吐、肝阳头痛、妇女月经过多等均应慎用。

(6) 三七

成分 含皂甙、五加皂甙A、五加皂甙B和葡萄糖。具有止血，抑菌等作用。

性味 味甘、微苦，性温。

功效 散瘀止血，消肿定痛。适用于咯血、吐血、衄血、便血、尿血、崩漏、产后血瘀腹痛、跌打瘀血肿痛、外伤出血等。近年来三七还用于治疗冠心病、高脂血症、眼前房出血、颞下颌关节功能紊乱综合征、运动过度综合征等。

宜忌 血虚无瘀者忌用，孕妇及血虚吐衄、血热妄行者忌用。

(7) 山楂

成分 含有黄酮类，甙类，有机酸，糖类、维生素C等。有扩张血管，增加冠状动脉血流量、降低血压、降低血清胆固醇、强心、收缩子宫等作用；有增加胃液消化酶、帮助消化的作用；对各种痢疾及绿脓杆菌有明显的抑制作用。

性味 味酸、甘，性微温。

功效 消食积，散瘀血。适用于肉积、痰饮、痞满、吞酸、泻痢、高脂血症、血瘀痛经等。

宜忌 生用多食，会使人嘈烦易饥，应慎用；有龋者慎食；产妇瘀血过多者禁用。

(8) 桃仁

成分 含苦杏仁甙，脂肪，儿茶精等成分。具有减少血管通透性、促进炎症渗出物的吸收、改善血行、解除血液浓粘凝聚状态的作用。

性味 味苦、甘，性平。

功效 活血行瘀，润燥滑肠。适用于经闭、痛经、跌打损伤、肠燥便秘等症。

宜忌 本品有伤气耗血之弊，不可过用，孕妇忌用，脾虚便溏者慎用。

(9) **怀牛膝**

成分 含皂甙、牛膝甾酮等成分。具有降血压、利尿、兴奋子宫的作用。

性味 味酸、苦，性平。

功效 补肾，强筋骨，逐瘀通经，引血下行。适用于腰膝酸痛、筋骨无力、经闭腹痛、肝阳眩晕等症。

宜忌 本品以宣导下行为主，又能坠胎，脾虚泄泻、梦遗滑精、妇女月经过多及孕妇忌用。

(10) **益母草**

成分 含益母草碱等多种生物碱及维生素 A 等成分。能兴奋子宫，有降压、利尿作用。

性味 味苦、辛，性微寒。

功效 调经活血，祛瘀生新，利尿消肿。适用于月经不调、痛经、经闭、恶露不尽、急性肾炎水肿等症。

宜忌 气虚、阴虚、脾虚便溏者慎用。孕妇忌用。

◆祛湿药

(1) 藿香

成分 含挥发油等。能抑制胃肠道的过度蠕动，促进胃液分泌而帮助消化；对常见皮肤真菌有抑制作用；广藿香对多种细菌有抑制作用。

性味 味辛，性微温。

功效 化湿和中，祛暑解表。适用于暑湿感冒、胸闷食少、恶心呕吐、腹胀腹泻等症。

(2) 砂仁

成分 含挥发油，油中主要成分为樟脑，乙酸龙脑酯，龙脑，右旋樟脑，芳香醇，橙花叔醇等。阳春砂和缩砂仁0.25～0.75%水煎液对人体肠管有兴奋作用，1～1.25%水煎液和挥发油的饱和水溶液均呈抑制作用。

性味 味辛，性温。

功效 消食开胃，行气化湿，温脾止泻，温胃止呕，安胎。适用于脘腹胀痛、食欲不振、恶心呕吐、胎动不安等症。

(3) 白豆蔻

成分 含挥发油等。能促进胃液分泌、增强肠蠕动、抑制肠内异常发酵、祛除胃肠内积气，故有祛风健胃，并有止呕作用。

性味 味辛，性温。

功效 消食行气，温胃止呕。适用于脘腹胀痛、恶心呕吐、食欲不振等症。

(4) 草豆蔻

成分 含挥发油等。0.25～0.75%的水煎液对离体肠管呈兴奋作用；1～1.25%水煎液和挥发油的饱和水溶液则呈抑制作用。

性味 味辛，性温。

功效 燥湿健脾，温胃止呕。适用于脘腹胀满冷痛、嗳气、寒湿、吐泻、呃逆等症。

◆祛痰药

(1) 桔梗

成分 含桔梗皂甙、桔梗酸等成分。具有祛痰、抗炎、降胆固醇等作用。

性味 味甘、苦，性微温。

功效 宣肺祛痰，利咽，排脓。适用于咳嗽痰多、胸闷不畅、咽痛声嘶、肺痈吐脓、疮疡脓肿等症。

宜忌 胃溃疡、胃出血者忌用。

(2) 半夏

成分 含挥发油、氨基酸、β谷甾醇、胆碱、生物碱、葡萄糖甙和醛类等。具有镇咳、祛痰及止吐等作用；所含的葡萄糖醛酸的衍生物有显著的解毒作用。

性味 味辛，性温，有毒。

功效 燥湿化痰，降逆止呕，消痞散结。适用于湿痰咳嗽、呕吐反胃、胸膈胀满、眩晕不眠等症。

宜忌 一切血症及阴虚燥咳、津伤口渴者忌用。

(3) **瓜蒌**

成分 含三萜皂甙、有机酸、树脂、糖类和色素。具有抗菌、抗癌作用，并能增加冠状动脉血流量和降低血脂。

性味 味甘、苦，性寒。

功效 宽胸，散结，清热化痰，润肺滑肠。适用于肺热咳嗽、肺痿咳血、胸痹胸痛、消渴、黄疸便秘、乳痈等症。

(4) **川贝母**

成分 含贝母碱、西贝母碱等多种生物碱。具有降低血压作用。

性味 味苦、甘，性微寒。

功效 化痰止咳，润肺散结。适用于阴虚燥咳、咯痰带血。

宜忌 脾胃虚寒及湿痰者不宜用。

(5) **昆布**

成分 含有多糖类及维生素、碘、钙、蛋白质等成分；昆布中含胶酸、蛋白质、甘露醇、钾、碘等。临床上常用于治疗缺碘引起的甲状腺功能低下。尚有降压、平喘镇咳等作用。

性味 味咸，性寒。

功效 软坚散结，消痰利水。适用于瘿瘤、瘰疬、睾丸肿痛、痰饮水肿等症。

宜忌 脾胃虚寒者忌用。

(6) **苦杏仁**

成分 含苦杏仁甙等成分。苦杏仁甙经苦杏仁酶水解，产生氢氰酸和苯甲酸，氢氰酸是剧毒物质。所以苦杏仁直接内服易中毒，煎熬后毒性大减。微量的氢氰酸不致引起中毒，可作用于呼吸中枢而镇咳平喘。

性味　味苦，性微温，有小毒。

功效　降气止咳平喘，润肠通便。适用于咳嗽气喘、胸满痰多、血虚津枯、肠燥便秘等症。

宜忌　苦杏仁有小毒，用量宜控制。阴虚咳嗽及大便溏泻者不宜用。

(7) 白果

成分　含银杏酸、银杏醇、钙、磷、铁等成分。具有扩张膀胱括约肌和抗菌作用。

性味　味甘、苦、涩，性平。

功效　敛肺气，定痰喘，止带浊，缩小便。适用于肺虚久咳、遗尿、白带等症。

宜忌　白果有毒，注意用量。咳嗽痰稠不利者不宜用。

(8) 胖大海

成分　种子外层含西黄芪胶粘素，果皮含半乳糖、戊糖。具有缓泻、利尿和镇静作用。

性味　味甘、淡，性凉。

功效　清热，润肺，利咽，解毒。适用于干咳无痰、咽喉痛、音哑、骨蒸内热、吐衄下血、目赤、牙痛等症。

◆理气药

(1) 鸡内金

成分　含胃激素，角蛋白，维生素 B_1，维生素 B_2，维生素 C 等。鸡内金粉口服，能使胃液分泌量及酸度增加，胃动力增加，排空加速。

性味　味甘，性平。

功效　消积滞，健脾胃。适用于食积胀满、呕吐反胃、泻痢、疳积、小儿遗尿、石淋等症。

(2) 谷芽

成分　含淀粉，蛋白质，脂肪，淀粉酶，维生素 B 族等。有助消化作用。

性味　味甘，性温。

功效　健脾开胃，和中消食。适用于宿食不化、胀满、泄泻、不思饮食等症。

(3) 麦芽

成分　含淀粉、转化糖酶、蛋白分解酶、维生素 B、维生素 C、脂肪、糊精、卵磷脂、麦芽糖、葡萄糖、大麦芽碱类等。有助消化作用。

性味　味甘，性温。

功效　消食健脾，回乳。适用于食积不化、脘腹胀满、乳胀不消等症。

(4) **木香**

成分 含挥发油，生物碱，菊糖等。云木香对支气管平滑肌及小肠平滑肌有解痉作用；有降压作用；对伤寒杆菌、痢疾杆菌、大肠杆菌、多种真菌有一定抑制作用。

性味 味辛、苦，性温。

功效 行气止痛，温中和胃。适用于中寒气滞、胸肋胀痛、呕吐、泻痢、里急后重等症。

(5) **陈皮**

成分 含挥发油，橙皮甙，维生素 B_1，维生素 C 等。挥发油对消化道有缓和作用，利于胃肠积气的排出；能促进胃液分泌，有助于消化；能刺激呼吸道粘膜，使分泌增多，痰液稀释，有利于排出；有升高血压，兴奋心脏作用；橙皮甙有降胆固醇作用。

性味 味苦、辛，性温。

功效 行气健脾，燥湿化痰，降逆止呕。适用于脘腹胀满、嗳气呕吐、咳嗽多痰等症。

宜忌 气虚及阴虚燥咳患者不宜用。

(6) **香附子**

成分 含挥发油，酚类物质，葡萄糖，果糖，淀粉等。能抑制子宫平滑肌收缩，并能缓和其肌张度；水煎剂有降低肠管紧张性和拮抗乙酰胆碱的作用；对某些真菌有抑制作用；有镇痛作用。

性味 性平，味甘、辛、微苦。

功效 疏肝理气，调经止痛。适用于肝胃不和气郁不舒、胸肋脘腹胀痛、痛经、月经不调、肝郁食积等症。

(7) 茴香

成分 含挥发油（茴香油）等，能增强胃肠蠕动，排除胃肠中积气，因而有助于缓解痉挛，减轻疼痛。

性味 味辛，性温。

功效 祛寒止痛，行气健脾。适用于胃寒胀痛、小腹冷痛、痛经、疝痛、睾丸肿痛、鞘膜积液等症。

(8) 高良姜

成分 根茎含挥发油，黄酮类，高良姜素，山奈素，山奈酚，槲皮素，高良姜酚等。煎液对多种细菌有不同程度的抗菌作用。

性味 味辛，性热。

功效 温胃，祛风，行气，止痛。适用于脾胃中寒、脘腹冷痛、呕吐、泻泄、噎膈反胃、食滞不化等症。

宜忌 阴虚有热者忌用。

◆补阴药

(1) 北沙参

成分 含淀粉、生物碱、挥发油、豆甾醇、三萜酸、β-谷甾醇。有祛痰、解热、镇痛作用。

性味 味甘、微苦，性微寒。

功效 润肺止咳，益胃生津。用于肺燥干咳、热病伤津、口渴等症。

宜忌　虚寒作嗽及肺胃虚者忌用。反藜芦。

(2) 南沙参

成分　含沙参皂甙、淀粉等。有祛痰、强心、抗真菌作用。

性味　味甘，性微寒。

功效　养阴清肺，祛痰止咳。用于肺热燥咳、虚劳久咳、阴伤咽干喉痛等症。

(3) 玄参

成分　含生物碱、糖类、甾醇、氨基酸、脂肪酸、挥发油、胡萝卜素等成分。有降血压、降血糖、解热和强心作用。

性味　味苦、甘、咸，性微寒。

功效　滋阴降火，除烦解毒。适用于热病伤阴、骨蒸劳热、温毒发斑、津伤便秘、咽喉肿痛、痛肿疮毒、瘰疬等症。

宜忌　脾胃有湿及孕妇脾虚便溏者忌用。不宜与藜芦同用。

(4) 玉竹

成分　含铃兰甙、铃兰苦甙以及山萘酚、槲皮素和维生素A、烟酸、淀粉、粘液质。小量有强心作用，大量能抑制心脏并能降血糖。

性味　味甘，性平。

功效　养阴润燥，生津止渴。治热病伤阴、咳嗽、烦渴、虚劳发热、小便频数等症。

(5) 黄精

成分　黄精含烟酸、粘液质、蒽醌类成分；多花黄精含强心甙。有抗菌、抗真菌、降血压作用。

性味　味甘，性平。

功效　补中益气，养阴润肺。用于体虚乏力、心悸气短、肺燥干咳、糖尿病等。

(6) 石斛

成分　含粘液质、石斛碱、石斛次碱、石斛胺等。石斛碱有解热、镇痛作用，煎剂内服能促进胃液分泌而助消化。

性味　味甘、淡，性微寒。

功效　益胃生津，养阴清热，益精明目。用于热病伤津、口干烦渴、病后虚热、阴伤目暗等症。

(7) 女贞子

成分　果实含齐墩果酸、甘露醇、葡萄糖、脂肪酸。

性味　味甘、苦，性微寒。

功效　补肝肾，强腰膝，明目。用于阴虚内热、头晕、目花、耳鸣、腰膝酸软、须发早白等症。

宜忌　脾胃虚寒泄泻及阳虚者忌用。

(8) 旱莲草

成分　含皂甙、挥发油、鞣质、维生素A、旱莲草素。有止血作用。

性味　味甘、酸，性凉。

功效　养阴补肾，凉血止血。用于肝肾阴虚之眩晕、须发早白、吐血、衄血、尿血、便血、血痢、带下、淋浊等症。

(9) 麦冬

成分　含各种甾体皂甙、粘液质、葡萄糖甙、β-谷甾醇、维生素A样物质。有镇咳祛痰、强心利尿作用。

性味　味甘、微苦，性微寒。

功效　养阴润肺，清心除烦，益胃生津。用于肺燥干咳、吐血、咯血、肺痿、肺痈、虚劳烦热、热病伤津、便秘等症。

(10) **天冬**

成分　含天门冬素、粘液质、β-谷甾醇、甾体皂甙、糖醛衍生物等。有镇咳、祛痰、抑菌等作用。

性味　味甘、苦，性寒。

功效　滋阴清热，润肺生津。用于阴虚发热、咳嗽、吐血、肺痈、消渴、便秘、咽喉肿痛等症。

(11) **百合**

成分　含多种生物碱、淀粉、蛋白质、脂肪等。煎剂对小鼠有止咳作用，并使肺灌流量增加。

性味　味微苦，性平。

功效　润肺止咳，清心安神。用于阴虚久咳、痰中带血、虚烦惊悸等症。

(12) **知母**

成分　含有多种皂甙、烟酸、粘液质。有抗菌、解热、镇静等作用。

性味　味苦、甘，性寒。

功效　滋阴降火，润燥滑肠。适用于外感热病、高热烦渴、骨蒸劳热、肺热咳嗽、大便燥结、小便不利。

宜忌　脾胃虚寒、大便溏泻、胃气亏损者忌用。

(13) **鳖甲**

成分　含动物胶、角蛋白，碘、维生素 D 等。能抑制结缔组织增生，增加血浆蛋白。

性味　味咸，性微寒。

功效　滋阴潜阳，软坚散结，退热除蒸。适用于骨蒸劳热、阴虚发热、虚风内动、经闭等症。

(14) 龟甲

成分　含胶质、蛋白质、脂肪、钙等。能调节机体功能、激发机体自身的调节机能、增强稳定状态、提高免疫能力。

性味　味咸、甘，性微寒。

功效　滋阴潜阳，益肾强骨，养血补心。适用于肾阳不足、骨蒸潮热、腰膝酸软、遗精、崩漏、吐血、衄血、久疟、小儿囟门不合等。

宜忌　孕妇及外感邪气和寒湿者忌用。

◆补阳药

(1) 鹿茸

成分　含雌酮及骨质、胶质、蛋白质、钙、磷、镁等。并含极少量的卵胞激素。有强壮作用，表现为提高机体的工作能力，改善睡眠和食欲，降低肌肉的疲劳；中剂量有强心作用。

性味　味甘、咸，性温。

功效　壮元阳，补气血，益精髓，强筋骨。用于肾阳虚之阳痿、滑精、腰膝酸冷、虚寒带下、精亏眩晕耳鸣等症。

宜忌　阴虚阳亢者忌用。

(2) 鹿角胶

成分　含胶质、磷酸钙、碳酸钙及氮化物。有强壮作用。

性味　味甘、咸，性温。

功效　补血，益精。用于腰膝无力、阳痿滑精、虚寒崩漏。

宜忌　阴虚火旺、目赤、口舌干燥、五心烦热、尿黄、便秘以及外感发热、舌质红、苔黄者忌用。

（3）**鹿鞭**

成分　含雄性激素、蛋白质、脂肪等。有兴奋性机能作用。

性味　味甘、咸，性温。

功效　补肾壮阳，益精。用于肾阳虚所致的阳痿、腰膝酸痛、耳鸣、妇女子宫寒冷不孕等症。

（4）**海狗肾**

成分　含雄性激素、蛋白质、脂肪等。有兴奋性机能作用。

性味　味咸，性热。

功效　补肾壮阳，益精补髓。用于虚损劳伤、肾精衰损所致的阳痿、滑精、精冷、腰膝冷痛或酸软等症。

宜忌　目赤、咽干痛、咳嗽痰少、咯血、便秘、阳强易举等阴虚火旺症以及外感发热者忌用。

（5）**黄狗肾**

成分　含雄性激素、蛋白质、脂肪等。有兴奋性机能作用。

性味　味甘、咸，性温。

功效　补肾壮阳。用于肾阳虚、阳痿、腰酸、尿频等症。

宜忌　阳强易举及阴虚火旺者忌用。

（6）**海马**

成分　成分不详，有雄性激素样作用。

性味　味甘，性温。

功效　温肾壮阳，调气活血，散结消肿。用于阳痿、腹部肿块、淋巴结核、跌打损伤等症。

宜忌　孕妇、阴虚火旺及外感发热者忌用。

(7) 山茱萸

成分　含维生素A、山茱萸甙、皂甙、鞣质、熊果酸、没食子酸、苹果酸、酒石酸等。有利尿及降压作用；对痢疾杆菌、金黄色葡萄球菌及某些皮肤真菌有抑制作用；对因化学疗法及放射疗法引起的白细胞下降有升高作用。

性味　味甘、酸，性微温。

功效　补益肝肾，敛汗涩精。用于耳鸣眩晕、腰膝酸软、自汗盗汗、小便频数、遗精、月经过多等症。

(8) 补骨脂

成分　含挥发油、树脂、香豆精衍生物、黄酮类化合物（补骨脂甲素、补骨脂乙素等）。补骨脂乙素能扩张冠状动脉，兴奋心脏，提高心脏功能；挥发油有抗癌作用，对葡萄球菌有一定抑制作用；香豆精衍生物可使局部皮肤色素新生。

性味　味辛，性温。

功效　补肾助阳，温脾止泻。用于肾虚、腰膝冷痛、尿频、遗尿、泄泻。外治白癜风，鸡眼。

宜忌　阴虚火旺者忌用。

(9) 巴戟天

成分　含维生素C、糖类、树脂类。有皮质激素样作用及降压作用。

性味　味辛、甘，性微温。

功效　补肾阳，强筋骨，祛内湿。用于腰膝无力、关节酸痛、小便失禁、阳痿、遗精、风寒湿痹等症。

(10) **淫羊藿**

成分　含羊藿甙、植物甾醇、挥发油、鞣质、油脂、维生素 E 等。能兴奋性机能；有降压作用；对金黄色葡萄球菌、肺炎双球菌、结核杆菌有抑制作用。

性味　味辛、甘，性温。

功效　补肾壮阳，强筋骨，祛风湿。用于阳痿、腰膝痿弱、四肢麻痹、健忘等症。

(11) **仙茅**

成分　含树脂、鞣质、脂肪、淀粉等。

性味　味辛，性热，有小毒。

功效　补肾阳，强筋骨，祛寒湿。用于阳痿、四肢麻痹、腰膝冷痛等症。

宜忌　凡阴虚火旺者忌用。本品不宜与牛肉同炖，以免减效。用量不可过大。

(12) **杜仲**

成分　含杜仲胶、树脂、糖甙、有机酸等。有降压作用。炒杜仲比生杜仲作用强，炒杜仲煎剂能减少胆固醇的吸收，有利尿作用和镇静作用。

性味　味甘，性温。

功效　补肝肾，强筋骨，安胎，降血压。用于肾虚腰痛、腰膝无力、先兆流产、胎动不安、高血压等症。

(13) 锁阳

成分 含花色甙、三萜皂甙、鞣质等。

性味 味甘，性温。

功效 补肾壮阳，润肠通便。用于腰膝酸软、阳痿、滑精、肠燥便秘等症。

(14) 肉苁蓉

成分 含微量生物碱及结晶性中性物质等。有降压、促进唾液分泌等作用。

性味 味甘、咸，性温。

功效 补肾益精，强筋健骨，润肠通便。用于腰膝酸软、阳痿、女子不孕、肠燥便秘等症。

(15) 沙苑子

成分 含脂肪油、鞣质、维生素A类物质等。有收缩子宫和抗菌利尿作用。

性味 味甘，性温。

功效 补肾固精，养肝明目。用于遗精、早泄、白带、目昏、头晕、腰膝酸软、尿频、余沥不尽等症。

(16) 骨碎补

成分 含葡萄糖、淀粉、柚皮甙等。在试管内能抑制葡萄球菌的生长。煎剂与硫酸链霉素同用，能明显减轻硫酸链霉素的毒性反应。

性味 味苦，性温。

功效 补肾，接骨，活血，生发。用于跌打损伤及肾虚、牙齿松动、耳鸣，外治斑秃。

(17) **冬虫夏草**

成分　含蛋白质、脂肪、碳水化合物、维生素B_{12}、虫草酸、虫草素等。能扩张支气管，有镇静、催眠作用，对结核杆菌、肺炎球菌、链球菌、葡萄球菌等有抑制作用。

性味　味甘，性温。

功效　补肺益肾，止咳平喘。用于腰膝酸软、喘咳短气、神疲少食、阳痿遗精、自汗、劳嗽痰血等症。

(18) **菟丝子**

成分　含树脂样配糖体、维生素A、大量淀粉等。能增强离体蟾蜍心脏的收缩力；对犬的离体子宫有收缩作用。

性味　味辛、甘，性平。

功效　补肾益精，养肝明目，安胎。用于视力减退、耳鸣、阳痿、遗精、腰膝酸软、尿频余沥、先兆流产、胎动不安等症。

(19) **续断**

成分　含续断碱、挥发油、维生素E及有色物质等。对肺炎球菌有抑制作用。

性味　味苦、辛、甘，性微温。

功效　补肝肾，强筋骨，通血脉，安胎。用于腰膝酸软、关节酸疼、崩漏、先兆流产、跌打损伤等症。

(20) **狗脊**

成分　含鞣质、淀粉等。

性味　味苦、甘，性温。

功效　补肝肾，强筋骨，祛风湿。用于腰脊酸痛，下肢无力，肌肉、关节疼痛等症。

(21) 桑寄生

成分 含萹蓄甙及槲皮素等，有利尿，降压作用，其煎剂对脊髓灰质炎病毒和其他肠道病毒有明显的抑制作用。

性味 味苦、甘，性平。

功效 补肝肾，强筋骨，祛风湿，通经络，安胎。适用于风寒痹痛、腰膝酸软、筋骨无力、崩漏经多、胎动不安、高血压等症。

宜忌 消化不良、腹胀、腹泻者忌用。

◆补血药

(1) 当归

成分 含挥发油、蔗糖、维生素 B_{12}、维生素 A 类物质、棕榈酸、硬脂酸、不饱和油酸、亚油酸、β谷甾醇等。具有调节子宫收缩，保肝，镇静，抗维生素 E 缺乏症及抗菌等作用。

性味 味甘、辛，性温。

功效 补血和血，调经止痛，润燥滑肠。用于月经不调、经闭腹痛、症瘕结聚、崩漏、血虚头痛、眩晕、肠燥便难等症。

宜忌 脾虚湿盛之食欲不振，脘腹胀满、腹泻、舌苔厚腻者忌用。阴虚火旺盛者慎用。

(2) 鸡血藤

成分 含鸡血藤醇。煎剂对实验性贫血家免有补血作用。

性味 味甘、涩，性平。

功效　行血补血，通经活络，强筋骨，升血红、白细胞。用于腰膝酸痛、麻木瘫痪、月经不调等症。

(3) 熟地

成分　含樟醇地黄素、糖类、维生素A、甘露醇、氨基酸。有强心、利尿、降血压作用。

性味　味甘，性微温。

功效　滋阴补血。用于血虚及肺肾阴虚、腰膝痿弱、劳嗽骨蒸、遗精、月经不调、耳聋、目昏等症。

宜忌　脾虚食少、气滞痰多及便溏者不宜用。

(4) 阿胶

成分　含胶原、钙、硫等。胶原水解后产生多种氨基酸，如赖氨酸、精氨酸、胱氨酸、组氨酸。能促进红细胞和血红蛋白的形成，改善体内钙的平衡，促进钙的吸收，有助血清中钙的存留，有防治进行性肌营养障碍的作用，能对抗创伤性休克。

性味　味甘，性平。

功效　补血和血，滋阴润肺。用于贫血、心悸、燥咳、咯血、崩漏、先兆流产、产后血虚、腰痿无力等症。

宜忌　本品不宜直接入煎，须单独加水蒸化，加入汤液中服，称烊化服。病人不受，经蛤粉炒后也可入煎。制作丸散：用蛤粉炒至体酥脆无溏心时研粉。本品性质滋腻，凡脾胃虚弱、消化不良者应忌用。

(5) 白芍

成分　白芍含丹皮酚、β-谷甾醇、挥发油、树脂、鞣质、糖、淀粉、三萜类化合物、芍药甙、芍药碱等成分。芍药甙有较好的解痉作用，还有镇静、镇痛、抗炎、抗溃疡、扩张冠状动脉及四肢血管等作用。还能提高人健康淋巴细胞转化率，增强机体抗病能力。

性味 味苦、酸，性微寒。

功效 平肝止痛，养血调经，敛阴止汗。适用于头痛眩晕、胸胁疼痛、四肢挛痛、血虚萎黄、月经不调、自汗盗汗、崩漏带下等症。

宜忌 不宜与藜芦同用；虚寒腹痛泄泻者慎用。

(6) 桑椹

成分 含糖、鞣酸、苹果酸、维生素 B_1、维生素 B_2、维生素 C 和胡萝卜素、脂肪酸等。对毛细血管有保护作用，可提高毛细血管韧性，减少其通透性，在心血管疾病防治方面有重要意义。

性味 味甘、酸，性寒。

功效 补血滋阴，生津润燥。适用于眩晕耳鸣、心悸失眠、须发早白、津伤口渴、内热消渴、血虚便秘等症。

宜忌 大便稀溏或泄泻者忌用；宜用砂锅煎煮，不宜用铁锅。

(7) 何首乌

成分 含蒽醌类（主要为大黄酚、大黄素、大黄酸）、卵磷脂、淀粉、粗纤维等。能降低血清胆固醇，缓解动脉粥样硬化形成；卵磷脂有强壮神经作用，有缓泻作用，有肾上腺皮质激素样作用，对人型结核杆菌、福氏痢疾杆菌有抑制作用。

性味　味甘、苦、涩，性微温。

功效　制首乌补肝肾，益精血，乌须发。用于头晕耳鸣、头发早白、腰膝痿软、肢体麻木、高血脂症等。生首乌解毒、通便。用于便秘、痈疽、瘰疬等症。

宜忌　①本品生用与制用功能有别；②忌用铁器煎药。

(8) 枸杞子

成分　含胡萝卜素、维生素 C、维生素 B_1、维生素 B_2、烟酸、β-谷甾酸等。有保肝、降低血糖、降低胆固醇作用。

性味　味甘，性平。

功效　滋阴补血，益精明目。用于目昏、眩晕、耳鸣、腰膝酸软、糖尿病等。

◆补气药

(1) 人参

成分　含人参皂甙、人参酸、挥发油、糖类、胆碱、烟酸、维生素 B_1、维生素 B_2 等。能加强机体对有害刺激的抵抗力，提高抗疲劳能力；能增强大脑皮层的兴奋过程，有强心及促进造血机能作用，并有促进性腺机能的作用。

性味　味甘、微苦，性温。

功效　大补元气，补脾益肺，宁神益智，生津止渴。用于虚脱、心衰、气短、喘促、自汗肢冷、心悸与怔忡、久病体虚、神经衰弱等症。

(2) 党参

成分 含皂甙、蛋白质、维生素 B_1、维生素 B_2、蔗糖、菊糖、生物碱等。对神经系统有兴奋作用，能增强网状内皮系统的吞噬功能，提高机体抗病能力；能增强红细胞及血红蛋白而有补血作用；有降压及升高血糖作用；对化疗和放射疗法引起的白细胞下降，有使其升高的作用。

性味 味甘，性平。

功效 补中益气，养血补肺。用于气短、心悸、体倦乏力、食少便溏等症。

(3) 太子参

成分 含果糖、淀粉、皂甙等成分，其水煎醇沉剂有明显的刺激淋巴细胞增殖的作用。

性味 味甘，苦，性微温。

功效 补气养血，滋养强壮，健脾生津。适用于脾胃虚弱、气血不足、病后虚弱、疲乏无力、食欲不振、肺虚喘咳、津液不足、口渴尿多、自汗盗汗、心悸等症。

宜忌 不宜与藜芦同用。

(4) 西洋参

成分 含人参皂甙、树脂、挥发油等。有强壮作用和镇静作用。

性味 味甘、苦，性凉。

功效 益气生津，润肺清热。用于阴虚所致少气、口干、口渴、乏力等症。

(5) 五味子

成分 含五味子素、苹果酸、柠檬酸、酒石酸、维生素 C、挥发油、糖类、树脂、鞣质等。能调节中枢神经系统的兴奋过程与抑制过程，使之趋于平衡，故能提高工作效率，减轻疲劳；有强心、降压及兴奋呼吸、兴奋子宫作用，能降低血清转氨酶，对肝脏有一定保护作用；对绿脓杆菌、痢疾杆菌、伤寒杆菌、金色葡萄球菌、人型结核杆菌等有抑制作用。

性味　味酸、甘，性温。

功效　益气生津，补肾养心，收敛固涩。用于肺虚喘嗽、津亏口渴、自汗、慢性腹泻、神经衰弱等症。

（6）**山药**

成分　含皂甙、粘液质、胆碱、淀粉、糖、蛋白质、自由氨基酸、多酚氧化酶、维生素 C 等。有营养作用，并能助消化，降低血糖。

性味　味甘，性平。

功效　健脾，除湿，益肺固肾，益精补气。用于脾虚泄泻、久痢、虚劳咳嗽、消渴、遗精带下、小便频数等症。

（7）**甘草**

成分　含甘草甜素、甘草素、异甘草素、甘草甙、异甘草甙等。动物实验证明，甘草素具有肾上腺皮质激素样作用和抗炎、抗变态反应作用。此外，尚具有镇咳、镇痛、抗惊厥作用。甘草所含的甘草次酸对大白鼠移植的骨髓瘤有抑制作用。

性味　味甘，性平。

功效　补脾和中，缓急止痛，润肺止咳，解毒，调和诸药。用于脾胃虚弱，脘腹疼痛、咳嗽、心悸、疮疡肿毒、中毒等症。

宜忌 ①湿邪内停所致的脘腹胀满、恶心呕吐、苔厚腻等症忌用。
②甘草反大戟、芫花、甘遂、海藻。

(8) **黄芪**

成分 含蔗糖、葡萄糖醛酸、粘液质、氨基酸、苦味素、胆碱、甜菜碱、叶酸等。有提高机体的抵抗力及强心、降压、利尿、保肝、抑菌等作用。

性味 味甘，性微温。

功效 补气升阳，益卫固表，托毒生肌，利水退肿。用于自汗，盗汗、血痹、浮肿、痈疽不溃、内伤劳倦、脾虚泻泄、脱肛及一切气衰血虚之症。

宜忌 高热、大渴、便秘等实热症忌用。阳虚有热者宜慎用。

(9) **白术**

成分 含挥发油，维生素 A。有利尿，降血糖，抗凝血及强壮作用。

性味 味甘、苦，性温。

功效 腱脾益胃，燥湿利水，益气止汗。用于脾胃虚弱、不思饮食、倦怠、少气、水肿、泄泻、自汗、胎动不安、小便不利等症。

宜忌 阴虚燥渴及气滞胀满者忌用。

(10) **刺五加**

成分 含有多糖甙、胡萝卜甾醇、丁香甙、香豆精甙等。具有降低血糖，镇静安神，抗氧化及抗衰老作用，并可增强非特异性防御能力。

性味 味辛、微苦，性温。

功效　益气补中，益精坚筋骨，安神强志。适用于脾肾阳虚、体虚无力、食欲不振、腰膝酸痛、失眠多梦等。

宜忌　肝肾虚而有火者、肺气虚阴津不足者忌用。

(11) 灵芝草

成分　含糖类、蛋白质、有机酸、麦角甾醇、树脂、氨基葡萄糖、甘露醇等。有镇静、保肝、降压、降糖、调节自主神经系统功能，提高机体抗病力等作用。

性味　味甘，性平。

功效　滋补强壮，镇静，解痉，镇痛，镇咳，祛痰，平喘，强心。适用于咳喘、气喘、虚劳、食欲不振、胃脘疼痛、心悸失眠、胸闷疼痛等症。

宜忌　有文献记载，灵芝不与常山、萹蓄、茵陈同用。